懂健康的人
更长寿

郭树楹◎编著

华夏智库
金牌培训师
书系

中国财富出版社

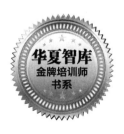

图书在版编目（CIP）数据

懂健康的人更长寿 / 郭树楹编著 .—北京：中国财富出版社，2014.6

（华夏智库·金牌培训师书系）

ISBN 978-7-5047-4880-5

Ⅰ.①懂…　Ⅱ.①郭…　Ⅲ.①长寿 – 保健 – 基本知识　Ⅳ.① R161.7

中国版本图书馆 CIP 数据核字（2013）第 229321 号

策划编辑　范虹轶		**责任印制**　方朋远	
责任编辑　丰　虹		**责任校对**　饶莉莉	

出版发行　中国财富出版社

社　　址　北京市丰台区南四环西路 188 号 5 区 20 号楼　**邮政编码**　100070

电　　话　010-52227568（发行部）　　　010-52227588 转 307（总编室）

　　　　　　010-68589540（读者服务部）　　010-52227588 转 305（质检部）

网　　址　http://www.cfpress.com.cn

经　　销　新华书店

印　　刷　三河市西华印务有限公司

书　　号　ISBN 978-7-5047-4880-5/R · 0077

开　本　710mm×1000mm　1/16		**版　次**　2014 年 6 月第 1 版	
印　张　13.5		**印　次**　2014 年 6 月第 1 次印刷	
字　数　187 千字		**定　价**　35.00 元	

为全世界自然疗法边缘医学的精华努力正名——第三种独立医学

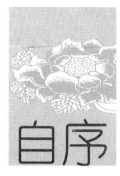

　　我来自黑龙江省，从家乡来到石家庄和北京学习中医西医结合专业：1998年在原石家庄铁路中心医院进修学习；后期在北京进行各项技术深造。当时擅长中医针灸正骨，更喜欢外科。医生除了白大褂外就是手术衣，显得庄严神圣，一心想努力朝这个方向发展。后在朋友的介绍下来到了广东潮汕当地最著名的武医馆，武医馆是以跌打医为主的医疗机构，我和馆长学了很多医院没有的技术。2001年来到广州开始自己经营门诊，同时还学习了当时国内最新前列腺扩裂技术，和天河区一家人民医院合力推广。我供职的最大的一家医疗单位就在老白云机场，可是后来我发现这不是我的理想目标，2004年5月我就全部不做了，事业处于低潮阶段。直到2005年重新从事医疗、医药技术开发、技术转让、技术培训等，还有推拿正骨保健类等，被叫做边缘医学，也有人叫养生。我也找到了确定的方向，一直坚持到现在，我的誓言是"创新医学技术，振兴中华医药"。如今我直接面对的会员超过2000人。我考虑到一个人的力量是有限的，所以从2007年开始兼职从事养生教育演讲使更多人受益，从而实现养生的临床和养生的教育演讲同步。光纸上谈兵是不行的，我是既做养生调理师又做养生讲师，全面发展养生精华，现在正为人类第三种独立医学的崛起而努力。

　　1. 整合出中西医结合调理身体的方案：新四诊合参。把养生概念定位，有据可依。

　　中西医结合养生和治疗是在传统的中医基础上，将望闻问切中医诊断、病人主诉、病史、体检报告，称为新四诊合参。调理方案：以纯中药或中医经络为主要方式，视病情调理周期（一般为120天），复查以体检报告

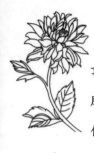

事实判断调理效果。现在已有几千个成功的药茶养生调理成果：如针对乙肝转氨酶高、胃肠炎、皮肤湿疹、男性不育症、慢阻肺及肺心病、免疫力低下等病症的调理方案都取得了非常满意的效果。药茶、药酒都是很好的保健选择。以上是广义的中药养生之说，融入了健康管理和公共营养学再结合中医养生给出的一对一的养生调理方案。

经过十多年的奋斗放弃了医生路线，但我不后悔。有人说，早知道现在做养生，当初就不要浪费时间和昂贵的学医费用了。说真的，我也非常难受，很不舍。尤其学了那么久的外科，激光整形、前列腺扩裂术项目感觉全部用不上。但我现在知道学到的东西是不会失去价值的，反而会更无价，就是结合我以前最擅长的针灸正骨和强大医学基础背景，挖掘中医经络学和自然疗法，有了新的突破和质的飞跃。

2. 整合现在最流行的徒手整形及郭氏整骨项目，正在努力更深入地研究，加以完善，同时把养生等类项目统筹为人类的第三种独立医学。以后凡是保养身体、保养生命的自然疗法精华都应该属于第三种独立医学，只是各个学科要正规培训持证上岗，专业技术考核，才能完善真正的第三种独立医学的形成，以免统筹为混乱养生，危害社会。要知道养生保健意识需从自己做起，不要真病重了，把这一辈子的积蓄花光也挽救不了自己。也许不用花钱或许花点小钱来给自己一个调理方案，即：早检查，早发现，早预防，就能保证身体健康。

如今，获得美丽和健康真的要付出惨痛的代价吗？科学的进步，给人们带来了新的惊喜，改变脸形不开刀、不介入的事实，是打破传统手术介入医学美容界的一次革命，非手术性面部矫正将带领众多爱美的人士走出阴霾。郭氏整形做不了第一刀，但可以努力做到徒手整形第一手！郭氏徒手整形则是在其基础上更加注重技术的精炼是利用一种极其温和的矫正手法，是一种纯自然疗法，注重身体的整体性，使得肌肉和骨骼回归应有的正确位置，从而使我们的五官、颈椎、胸椎、腰椎、骨盆、腿形等身体轮廓能够拥有协调、优雅的自然之美！达到外美内治最佳效果！

誓以中华医药为己任！

郭树楹

2013 年 10 月

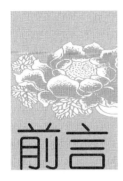

前言

如今人们的物质生活质量的确提高了，也越来越重视自身的健康。与此同时，在中国大地四处开花的还有各种各样的保健品，使人们眼花缭乱却不懂如何选择；有人甚至把保健品当成"神药"、万能药，走入可治百病的误区。实际上真正理解养生知识，并分解出现代保健品和传统中医药保健方剂的人并不多，甚至一部分医务人员也不能把现代医学和中医养生方剂结合在一起，更不可能充分把握疾病的成因。

本书就是用现代医学了解中药成分，分析人体缺少什么物质，给出相应的纯中药方剂来调理人体平衡。以最简单明了的思想来理解养生，可以直观又客观地自我养生，不仅适合医务人员，更适合所有有养生意识的人，换言，不抗拒养生的所有人都可以。从而使这种养生观念不仅能在中国大地广泛传播，以巩固中医养生的地位，更能在全世界各地用事实换来全人类对中医的关注，进而造福国家、造福人类，给予人们重视疾病、积极调养、充满信心的美好新世界！

重点强调的是，书中所提到的一些药方，只作为读者参考养生，若有病疾，谨遵医嘱为好。

本书能在较短的时间内出版，真诚感谢秦富洋、方光华、陈德云、刘星、曾庆学、李志起、杨勇、李高朋、孙汗青、陈春东、张旭婧、王京刚、陈宁华、王军生、辛海、蒋志操等人在制图、文字修改以及图书推广宣传方面的协助。

郭树楹

2013 年 10 月 17 日

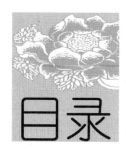

目录

懂健康的人更长寿

第一章

养生在中医、西医和中西医结合方面的概念

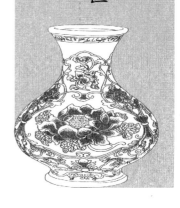

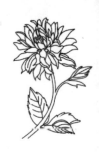

第一节　中医养生概念

　　中医养生，就是以传统中医理论为指导，遵循阴阳五行生化收藏之变化规律，对人体进行科学调养，保持生命健康活力。精神养生是指通过怡养心神，调摄情志、调剂生活等方法，从而达到保养身体、减少疾病、增进健康、延年益寿的目的。所谓"生"，就是生命、生存、生长之意；所谓"养"，即保养、调养、补养之意。总之，养生就是保养生命的意思。

　　中医养生是中国传统文化的瑰宝，养生是以培养生机、预防疾病、争取健康长寿为目的。中医养生有食养、药养、针灸、按摩、气功等丰富多样的养生技术。古人认为养生之法莫如养性，养性之法莫如养精；精充可以化气，气盛可以全神；神全则阴阳平和，脏腑协调，气血畅达，从而保证身体的健康和强壮。所以精神与功能活动概括为精、气、神，认为这是生命之根本，是维持人体整个生命活动的三大要素。早在两三千年前，《周易》《黄帝内经》《老子》里面已经有一套很完整的养生原理，就像一个永远也挖不完的宝库，值得我们再三探索。中医的养生观包括天人合一、阴阳平衡、身心合一三大法宝。

　　本人总结的养生概念如下图：

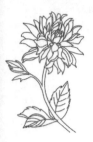

A. 养生概念：适应自然规律的维系人体生命活动的方式。"治未病"就是养生的最高境界

B. 养生范围 { 第一，主要是已有某疾病，尤其是慢性病人，索性就带病治疗兼调理
第二，亚健康人与越来越多有自我保健意识的人群，因此养生基本上适用于所有人群 }

养生方法概况

- 中医心理养生：心态平衡是养生的大门，否则多好的中药，多好的经络手法，多好的专家对他都是没有效果（提示：对于心理障碍程度较大者，最好到心理专科就诊，本中心只是公益疏导少量心理障碍者）

- 中医中药养生
  - 传统中药
    - 狭义概念：就是利用中医诊断体质，开方调理体质
    - 广义概念：中药食疗，甚至一切可食性食物，药食同源的概念
  - 现代中医药养生
    - 传统中医药诊断体质
    - 调理者的主诉症状
    - 调理者的病史
    - 现代医学的体检报告
    为依据的四个要素产生的养生方剂 实为中西医结合养生为本中心特有

- 中医经络养生
  - 针灸
    - 针：毫针、火针、水针、七星针、磁疗针等
    - 灸
      - 艾灸
        - 艾条灸
        - 艾炷灸 { 隔姜灸 隔蒜灸 隔药饼灸 }
      - 天灸 { 三伏灸 三九灸 }
  - 拔罐刮痧：气罐、火罐、竹罐、水牛角刮痧、铜钱刮痧、走罐刮痧
  - 推拿按摩
    - 基础手法
      - 单式手法：分法、切法、合法、扫法等50多种
      - 复式手法：叩击法、叩抖法、指打法等40多种
      - 复合式手法：屈肘按法、拇指搓法、三指拿法等10多种
    - 治疗手法
      - 头颈部：一指托天法、干洗头法、三指拿推法等20几种
      - 上肢部：开笼放鸟法、顺指摇臂法、大鹏展翅法等20种
      - 腰背部：双手劈叩法、喜庆有余法、双龙点肾法等20几种
      - 胸腹部：晨笼解罩法、校肋开胸顺气法、推脾运胃法等10几种
      - 下肢部：降龙伏虎法、仰卧分合法、推拿足三阴法、推拿足三阳法等20几种
      - 踩跷法：金鸡独立法、足下生风法、脚踏火轮法

中医养生概念范围和方法概况

注：在应用上对于每个人的体质状态不同，采取因人而异的辩证养生方法。

第二节 现代医学养生概念

一、健康的概述

1. 现代医学对健康的认识

健康是 21 世纪的热门话题。在人类基本生活得到保障后，追求健康、维持健康和促进健康是人类的共同目标。那么，什么是健康？由于人们所处的时代、环境以及文化背景不同，对健康的认识也各有千秋。长期以来我们国家的部分人群，受传统观念和世俗文化影响，认为"无病即健康"，把有或无疾病作为是否健康的唯一标准，把健康定义为"无病、无伤、无残"；更有许多人把健康体检看做是"无病找病"，认为是"多此一举"。随着人类文明的进步，人们对于健康的认识日益深化，逐步形成了整体的、现代的健康观。表述比较完整的是由世界卫生组织在1948年对健康概念提出的定义："健康是身体、心理和社会适应的完好状态，而不仅是没有疾病和虚弱。"这一定义有三个特征：第一是突破了"无病即健康"的低层次的健康观。第二是把人的心理状态、社会交往与人际关系能力和状态与健康联系起来，从单纯生物医学角度看待健康发展为从生物范畴、社会范畴、心理范畴多角度解释健康，包括社会文化、政治和经济对健康的多维度影响。第三是从个体健康扩展为群体健康，提出了保持人类生存的环境、空间良好状态对于健康的重要意义，强调人与环境的和谐相处，要求人们主动协调人类机体与环境的关系，保持人的健康与社会生活环境和物质环境的高度统一。这与我国传统医学的"天人合一"的理论可以说是不谋而合。

2. 健康是资源

世界卫生组织在1986年首届世界健康促进大会通过的《渥太华宪章》中进一步提出，健康是每天生活的资源，而不是生活的目的。健康是一个积极的概念，它不仅是个人身体素质的体现，也是社会和个人的资源。为达到身心健康和较好的适应社会的完好状态，每一个人都必须有能力去认识和实现这些愿望，努力满足需求和改善环境。概括地说，健康既然是资源，就是有限的，只能满足重点需要；这一宝贵资源还需要得到保护；作为资源，健康也是生产力，与劳动力、生产资料一样会影响社会的进步，影响人类

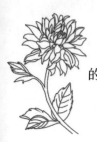

的生活质量，应该引起人们的高度重视，主动采取行动维护这一宝贵资源。

3. 健康是权利

健康更是人类的一项基本需求和权利，也是社会进步的重要标志和潜在动力。这就要求人们重视健康价值，实践保持健康的路径，树立"人人为健康，健康为人人"的理念，全面提升自身健康素质，以增加国家民族的综合竞争力。

二、生命全程健康观与"养成教育"

1. 强调"养成教育"

要鼓励人群个体从小、从组建家庭、孕育下一代前就懂得养生的基本知识，并身体力行健康生活方式。这就需要有养成教育的理念。即任何行为方式与最初形成这一行为模式所接受的教育有关，尽管施行这种教育的个体可能是在一种不自觉的情况下给予的"示范"。如生长在父母吸烟的家庭中的儿童在成人后容易吸烟并成瘾。

2. 生命全程健康观与健康增值

人从出生到成人，最后到死亡是一个连续的自然过程，生命的不同周期组成了人的生命全程。所谓"生命全程健康观"就是把人生划分为几个明确阶段，针对不同年龄段，给予连续性预防保健服务与养生指导，主动促进健康，达到不断地健康增值与延年益寿的目标。如果个体能够尽可能地减少或避免各种危害生命健康的危险因素，通过培养健康的生活习惯，行为模式与心理，积极锻炼身体，陶冶情操，并主动进行健康投资，正确进行健康理财，就能使自己的健康得以不断"增值"，最终能够到达"健

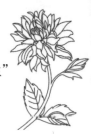

康老龄化"的境界，即"无疾而终"，这也是提倡预防理念，提倡"养生"的意义之所在。

三、预防保健与养生的关系

养生概念最早来自《易经》中的"君子以思患而豫防之"（豫同预）。《黄帝内经》中提出："圣人不治已病治未病""夫病已成而后药之，乱已成而后治之，譬如临渴而掘井，斗而铸锥，不亦晚乎"。西方医学之父希波克拉底认为："知道是什么样的人患病，比知道这个人患什么病更重要。"上述哲学思想构成了预防医学的理论基础。预防医学是医学的一门应用学科，主张以积极主动预防保健的方法来维护群体与个体的健康，这就与中国传统文化与传统医学注重养生修身的理念不谋而合。提炼形成的具有中国特色和东方文化特点的现代养生保健学，来改善中国居民的健康素质，提升中华民族的竞争力，这是养生指导师面临的巨大历史责任。

第三节　中西医结合的养生概念

中西医结合养生学及康复医学是中医的养生学和现代医学中的康复医学的结合，属于一门新兴的学科。在新的世纪，需要从学科建设和发展的角度，对其学科结构、逻辑构架、现实状况和未来的发展趋势，进行总体的、科学的思考和设计。从当代人类社会环境、自然环境、生物科学的进展和社会需求的角度，紧扣当代疾病的变化，把握发展趋势，促进中西医结合养生学与康复医学的发展。以现代医学等现代科学知识及手段来继承和发展中医药，形成中西医学相互补充，取长补短，诊治疾病的医学形式。

将传统的中医中药知识和方法与西医西药的知识和方法结合起来，在

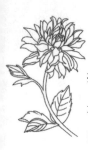

提高临床疗效的基础上，阐明机理，进而获得新的医学认识。中西医结合是中华人民共和国成立后政府长期实行的方针。中西医结合是中、西医学的交叉领域，也是中国医疗卫生事业的一项工作方针。中西医结合发轫于临床实践，以后逐渐演进为有明确发展目标和独特方法论的学术体系。

一、建立养生保健的科研机构

我国从 20 世纪 50 年代末 60 年代初，就系统地开展了现代老年病学研究，之后成立了老年病研究室，近年来全国各地又相继成立老年病防治研究所（室）及很多老年保健委员会等组织机构，广泛开展老年病防治的科研活动。为了适应形势的需要，有的科研单位成立了中医养生研究室，全面研究养生保健的理论和方法，有效地指导人们的健康保健活动。与之相适应的疗养事业，随着国民经济建设的发展，也迅速发展。目前在我国范围内已形成几十个风景优美、环境宜人，具有不同特点的疗养地和疗养区。根据不同的环境气候特点，建立各种疗养院，既利用丰富的天然疗养因子，又采用传统的养生保健方法为人们的健康服务。此外，近年来，各种类型的康复机构相继在全国各地纷纷建立。普遍采用中西医结合的方式进行康复疗养。中国传统养生保健的理论和方法得到了广泛的应用，起到了良好的作用。

二、中西医结合的现状与思考

中西医结合的提法在我国已经有几十年的历史，在临床方面取得了许多令人满意的成果。但关于中西医结合的思路至今仍无清晰的认识，当然更谈不上形成一整套理论体系。下面从中西医各自的特点及"共通"点，从能结合宏观与微观的"黑箱方法"这一角度，通过分析人健康状态时的输入变量、输出变量和疾病状态时的输入变量、输出变量之间的关系，来

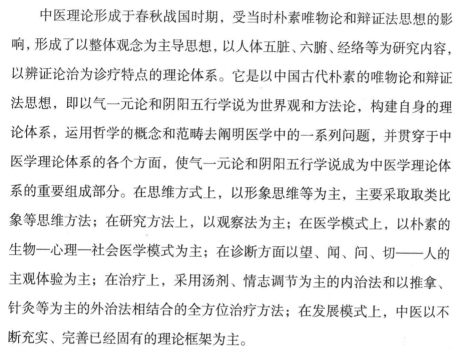

浅析中西医结合切入点，并提及未来医学发展的整体性方向。

1. 中西医学各自的特点及联系

中医理论形成于春秋战国时期，受当时朴素唯物论和辩证法思想的影响，形成了以整体观念为主导思想，以人体五脏、六腑、经络等为研究内容，以辩证论治为诊疗特点的理论体系。它是以中国古代朴素的唯物论和辩证法思想，即以气一元论和阴阳五行学说为世界观和方法论，构建自身的理论体系，运用哲学的概念和范畴去阐明医学中的一系列问题，并贯穿于中医学理论体系的各个方面，使气一元论和阴阳五行学说成为中医学理论体系的重要组成部分。在思维方式上，以形象思维等为主，主要采取取类比象等思维方法；在研究方法上，以观察法为主；在医学模式上，以朴素的生物—心理—社会医学模式为主；在诊断方面以望、闻、问、切——人的主观体验为主；在治疗上，采用汤剂、情志调节为主的内治法和以推拿、针灸等为主的外治法相结合的全方位治疗方法；在发展模式上，中医以不断充实、完善已经固有的理论框架为主。

西医学发源于古希腊、罗马时期，受当时西方哲学和自然科学，特别是哲学上"还原论"的影响，西医将人体分解成各个不同的系统，从不同角度进行研究，从而形成了解剖学、生理学等各个学科。以实验手段为主要研究方法；以逻辑方式为其思维特征；在诊断上，除通过人体器官的感受外，还应用物理学、化学、生物学等手段，对人体感官加以延伸；治疗上则根据不同系统的病变，采取化学药品、精神安慰、物理手段、生物手段等疗法；在发展模式上，西医不断吸收哲学，特别是自然科学发展的新成果，正从生物医学模式向生物—心理—社会医学模式转化。

从以上对比可知：中医和西医最本质的区别应该是思维方式的区别，具有整体、系统思维特征的就是中医，具有分析、"还原"思维特征的就

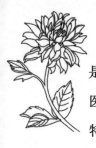

是西医，我们不能把是否运用现代科技手段作为中西医学的判断标准。中医也可以用现代物理的、化学的手段延伸自己的视听范围。中西医学各有特点，有许多相异之处，但也有相通的地方，最大的"共通"之处在于：它们都是以人体为研究对象，都是研究人的健康与疾病。另外，它们的目的都是使人体保持健康，促进疾病人体向健康人体转化。这是中西医结合最主要的根据之一。西医发展的模式，即从生物医学模式向生物—心理—社会医学模式转化，正与中医朴素的生物—心理—社会医学模式不谋而合。这是中西医能取得共识的又一根据。

2. 中西医结合的现状及浅析

纵观中西医结合的历史，不难知道中西医结合主要有以下几种形式。

（1）对疾病进行西医诊断的同时，再结合中医辨证，即西医辨病，中医辨证。在治疗上采取西药结合中药治疗，如西医明确诊断为糖尿病的病人，除用相应的西药如胰岛素、二甲双胍等治疗外，还根据中医辨证的结论，是肺热津伤，还是肾阴亏虚，分别采用消渴方或六味地黄丸为主治疗。

（2）对某一疾病，中西医两种诊断、两种治疗同时运用。这与上面提到的极相似，不同的是，这种情况是针对同一病人，西医在西医理论指导下，运用西药，或一些所谓的西医手段，如外科手术等处理病人，中医按中医理论，运用中药或针灸等所谓的中医手段。两种医学思路、两种手段，用在同一病人身上，但两种医学间不打照面，各做各的。这种例子较多，如某病人，中医可诊断为肝阳上亢，在其理论指导下，可用天麻钩藤饮治疗，但从西医的角度，这病人有可能是高血压，有可能是心功能不全，在其理论指导下，分别用降压药或强心药治疗。

（3）通过对中药及有效方剂的药理研究，得到该药或该方对人体状态（主要是疾病状态）的资料后，在西医诊断下运用该药或该方。如通过现代药理学研究，丹参的提取物具有扩张动、静脉的作用，现代多用于心血管系统疾病。

（4）用现代医学的一些理论，来解释中医理论。比如，曾有一段时间有些专家提出的"脾虚本质""肾虚本质"的研究，试探性地找一些生化指标如腺苷酸环化酶等作为判断标准，试图从现代医学的角度，对中医进行"微观辨证"，试图找到中医诊治疾病的本质。

从当代中西医结合的形式看，我们不难知道，中西医在临床上的结合取得了不少令人满意的成果，主要体现在中西医结合可提高疗效、缩短治疗周期等方面。但以上几种方式的结合皆处于摸索和尝试阶段。因为缺乏有效的理论指导，中西医在理论上的结合几乎等于零，带有很大的盲目性和随机性，表现在应用结果的不确定性上。

在第一种形式中，对疾病的西医辨病，中医辨证。比如，西医诊断为糖尿病后该用哪一个方剂进行治疗，带有很大的随机性、尝试性，有时取得一些临床效果也可能是"巧合的结果"。至于为什么这样联合用药后，效果好或不好，无从谈起。

在第二种形式中，中医理论指导下的中药和西医理论指导下的西药用在同一病人身上，在体内有什么关系、什么影响没有搞清楚，这也带有很大盲目性、尝试性，只是如此尝试后，发现对有些病，中西医结合比单纯用中医或西医治疗效果好，但其理论根据无从谈起。

至于第三种形式，是利用中医的现成成果，通过实验方法解读后，为临床所用。如上面所说的丹参的例子。实际上处理这类事件是思维方法具有西医学实验思维方法的特点。

在第四种形式中，通过一些生理或生化指标的变化来定义中医的证型、解释中医的理论，显得有点牵强，如不能解释不同病人，其相同的证型有不同的生化或生理指标；或不同的生理、生化指标，中医可辨为同一证型。

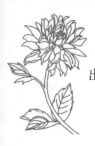

出现这个情况是中医出了问题还是研究思路出了问题，无人能说清楚。

3. 中西医结合的探讨

（1）中西医可结合性思考。上述提及的中西医结合，只是中西医结合的一种尝试，一种摸索，一种达到中西医结合过程中出现的一种环节，与中西医的有机结合相距甚远。中西医结合不仅是要有临床结合，而且要有理论结合。西医学的存在是因为有其令人信服的实验数据，有符合数理逻辑的推理，有良好的临床疗效，中医的存在（之所以没有消亡），主要是因为它有良好的临床疗效，能解决实际医疗问题，虽然其理论暂未得到普遍公认。

中西医结合在临床上结合取得了良好疗效，成为中西医能结合的又一最有说服力的依据（除了上述谈及的中西医学的"共通"点外）。当然中西医的可结合性还可从其他角度得以佐证，如张玉清在《从东西方科学的融合看中西医结合》一文中指出，从东西方科学融合的规律来看，中西医结合是一种历史必然。文章指出，中西方科学的融合，越单纯的学科，如数学、物理学、化学，其融合的周期越短；越复杂的学科，如医学，其融合的周期越长，但其趋势是一定要融合的。

现在，很多人都认识到中医学理论体系具有朴素系统论思想，认为复杂的宇宙是不可分割的大系统，世界是对立统一的整体，世界上万事万物都可取类比象地分成阴阳两大系统。其实中医的证就是在这种朴素系统论指导下对疾病状态的总结，因为按中医观点，人不仅有生理活动，而且有心理活动；不仅有自然属性，而且有社会属性。因此中医的证是对人的生理—心理—社会的概括，是人的某一时间、某一地点、某一特定情况下健康或疾病状态的总结，是动态的，是人体内部各脏腑关系的共同特点的描述，因此对其定量分析是有难度的。西医的思维方法主要是还原论思维方法，这不需要太多的论证，它不仅可做定量分析，还可做定性分析。未来医学的发展趋势，一是从微观方面深入，医学高度分化；二是从宏观方面扩展，医学高度综合，医学向整体化方向发展。用"黑箱方法"可以把主要有系统论特点的中医和有还原论特点的西医结合起来，可以实现未来医学宏观与微观的统一。

（2）黑箱方法是控制论的一个主要的方法，它为人们探索和研究未知世界，特别是为生命系统的研究提供了有效的手段。通常被定义为：内部构造及作用机理还不清楚，但能通过外部的观测与试验，认识其功能和性质的系统或事物。它的基本特征为：①黑箱是人们对其结构和作用机制尚无法认识的系统或事物，人们通过输入、输出变量来认识其功能和作用机制。②黑箱和人们的认识有关，事物本身无所谓黑箱、灰箱、白箱，它体现人对事物的认识程度。对系统或事物的结构和功能全部认识，称为白箱，部分认识称为灰箱，没有认识称为黑箱。③黑箱是相对的，是否是黑箱，与人的认识水平有关。另外，是否是黑箱将随着人的认识能力的发展而发展。

黑箱方法对生物系统具有普遍性，这是由生命系统的性质决定的，生命活动的过程，只有"生命"存在时才能进行，一旦生命不存在了，生命活动就停止了。所以只有用黑箱方法，才能在生命活动的本来状态下研究生命活动，才能揭示生命活动的真正规律。

（3）中西医学如何通过黑箱方法进行统一。中医理论框架只是不断地得到完善和补充，但没有重大突破性变化。西医受"还原论"的影响，采用的实验研究方法，在发展中不断吸收哲学，自然科学的成果，形成的理论体系主要从微观上揭示了生命的奥秘。

根据未来医学从微观上深入、宏观上扩展的整体化发展趋势，我们姑且把具有上述特征的医学叫"整体医学"。它理论上的特点要求有与它

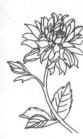

相应的研究方法，即同时采用宏观方法——以黑箱方法为主；以及微观方法——以实验方法为主。（如前所述，黑箱方法是中医的主要研究方法，实验方法主要是西医的研究方法）在对黑箱输入、输出变量进行处理时，以及干预手段的改进上，可以引进一切先进的技术手段。这种引进即具有西医实验方法的特征。例如：我们研究某中药方剂对某疾病状态人体的治疗作用时，可以不去研究它的哪些成分通过哪些具体途径对人体起具体的作用，只要研究用药前后人体输入、输出变量之间的关系，根据这些变量之间的关系，调整干扰变量，以达到最佳调控状态，就能解决实际临床问题。而在测定输入、输出变量时，可以用一些现代医学的手段，如B超、CT、肝功能、肾功能等，在干预变量方面也是如此，如可用抗生素、理疗等。

中西医学在方法上的结合在这里找到了切入点。同时，在对人体微观研究方法深入研究上，中医几千年来总结的"果"，给实验研究提供了研究目标，以及能给实验思路以启示。中西医在方法上的结合在这里也找到了共通。从上可知，黑箱方法和实验方法既对立又统一，形成了一对矛盾统一体，都是整体医学所需要的。中西医在方法上的结合会促进整体医学理论上的形成和发展。届时，中西医结合找到了归宿，也找到了出路。即中西医学将奉献所长，为一新的医学形式所取代。

第二章

中西医结合理论和主要方式是中西医结合养生的基础

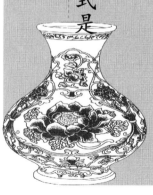

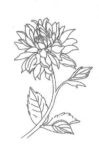

第一节　中西医结合的方式和途径

一、在疾病的诊治中进行结合

这包括在诊断上的病征结合，在治疗时的综合协调，在理论上的相互为用。病征结合就是运用西医诊断方法确定病名，同时进行中医辨证，作出分型和分期。这样就从两种不同的医学角度审视疾病，既重视病因和局部病理改变，又通盘考虑疾病过程中的整体反应及动态变化，并以此指导治疗。综合协调是指在治疗的不同环节按中西医各自的理论优选各自的疗法，不是简单的中药加西药，而是有机配合、互相补充，这样往往能获得更高的疗效。理论上相互为用是根据不同需要，或侧重以中医理论指导治疗，或侧重以西医理论指导治疗，或按中西医结合后形成的新理论指导治疗。

二、通过对中西医诊断方法的研究进行结合

主要是用西医学和现代科学方法研究中医四诊，或创造新的诊法。开展最多的是经络诊法和脉诊、舌诊。经络诊法是把中医学关于经络检查所见和西医诊断联系起来，通过相关性研究，创立耳穴诊病法和经络检查法。通过各种脉象仪、舌象仪，把医生诊脉时的指下感觉用图像、曲线、数字等客观指标表示出来，把各种舌诊所见舌苔、舌质的变化通过病理形态学、细胞学、生物化学、血液流变学及光学等方法客观地反映出来；另外对脉象及舌象进行中医相关对照和从病理生理学、生物化学、微生物学、免疫学、血液动力学等多方面进行原因和机理探讨。这项研究有利于中医四诊实现

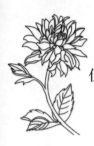

仪器化、客观化和规范化。

三、通过对中医治法治则的研究进行结合

主要集中于对活血化瘀、清热解毒、通理攻下、补气养血、扶正固（培）本等治则的研究。方法是在肯定疗效的基础上，摸清用药规律，筛选方药，进而对适用该治则的有关方药进行药理作用、成分、配伍机制的实验研究，再将所取得的认识放到临床实践中验证。

四、通过对中医学基础理论的研究进行结合

中医学基础理论内容十分丰富，有些与西医学理论完全不同，以往曾开展对阴阳学说、脏象学说、气血学说及有关"证"的研究等，主要是从西医角度去探索。其方法是先以临床为据确立研究对象的特征，然后通过建立中医理论的动物模型或动物疾病模型以寻找中西医理论上的结合点。

五、通过对方剂药物的研究进行结合

包括用西医理论和方法，对传统方剂的作用加以说明。其特点是医药结合，临床与实验结合，单味药物研究与复方研究相结合。

六、通过对针灸及经络研究进行结合

大致有五个方面：一是把针灸应用于西医临床各科，所治疾病已达300余种；二是传统针刺技术与西医理论和方法结合，创立头皮针、耳针疗法和电针、激光针疗法、穴位注射方法等；三是用生理学、生理化学、微生物学及免疫学方法研究针灸对人体各系统的作用机制，为针灸提供现代科学依据；四是通过对针刺麻醉的临床应用和对针刺镇痛原理研究进行结合；五是在肯定经络现象、总结循经感传规律的基础上，融汇中西医理论，

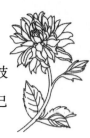

以现代实验方法与科学抽象方法相结合，探索经络机制。利用现代科学技术和实验方法研究经络及针灸作用原理的一门新学科——实验针灸学，已经在中西医结合的过程中逐步形成。

第二节　中西医结合养生理论和主要方式

结合模式是中西医结合临床及科研的基本方法。中西医结合是中西医两种医学的取长补短，互补性结合。西医以辨病为主，重视局部的器质和功能变化，多运用现代科学技术和手段，在诊断和治疗方面也有许多特长。辨证论治是中医学的特点，它强调整体观念和个体化治疗。因此，将西医的辨病（病）与中医的辨证（证）相结合，建立病征结合模式是中西医结合临床及科研的基本思路。病征结合模式是将西医最新的疾病诊断、治疗方法与中医辨证论治相结合的产物。中西医结合研究的任务有以下两点。

第一，在我国医药学发展的长河中，中西医结合的形成和发展，是从我国既有中医又有西医的实际出发，从人民的医疗保健事业的利益出发，从科学发展的客观规律出发，是一个具有强大生命力的新生事物。

第二，中西医结合研究是一个长期、艰苦而繁重的任务，需要几代人不懈的努力，从整体来看，中西医结合的长远任务是：运用现代科学（包括现代医学）的知识和方法，继承和发扬中国医药学，各取所长，逐步融会贯通，为发展中西医结合医学的理论观点，为人民的防病治病、养生延年而作出卓越的贡献。它的发展必须贯彻两个基本原则：一是有利于研究中医、发展中医，也就是继承发扬中医。中西医结合作为运用现代科学和方法的中介，使中医在应用现代科学的知识和方法的基础上，沿着中医本身固有的思维方式和理论体系发展下去，这样就能促使中医不断现代化。

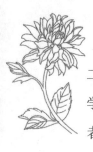

二是不断寻求和探索中西医结合的创新点。中西医虽然各来自两个不同的学术体系，但它们的目标是一致的，研究和观察的对象是相同的，因此两者必然可以互相渗透，同化融合而形成一个新的边缘学科，以达到既源于中医和西医，又超越中医和西医的新学科。

第三节　中西医结合养生和治疗的意义

生命是自然界发展到一定阶段的必然产物。天地是生命起源的基地，人秉承天地之气而生，沐四时之气而成，乃世间最宝贵的东西，正所谓"天覆地载，万物悉备，莫贵于人"；中西医结合养生学是中医养生学在继承中医传统理论和古代哲学思想的基础上，从天人相应的整体观出发，告诉人们要以正气为本，重在预防为主，持之以恒地运用正确而科学的养生知识和方法调摄身体，以提高身体素质，从而达到延年益寿的目的。

在疾病的诊治中，要由一个医生开中、西药，而不要看完了一个西医后，又马上去看另一个中医。可惜的是，不少病人还是这样中西医轮流地看，混合地治，以为这就是中西医结合。我国提倡中西医结合，它的精髓是在坚实地掌握国际先进的诊断和治疗的基础上，如有必要，再结合使用我国传统医学治疗。这样才会源于西医，高于西医；源于中医，高于中医。给健康人看病就是中西医结合养生的目的。

例如：2009 年的甲型 H1N1 流感大流行，美国死亡 1.2 万人，中国死亡人数不到 800 人，这些都是中医药的功劳。甘肃防治甲流有 300 万人服用中药为主的治疗方法，疫情很快就得到控制。

又如：兰大二院张有成教授说，以前做完脾脏摘除手术的病人术后由于发烧压床 2~3 个月，医患纠纷很多，后来他尝试术前、术后用中药治疗，患者术后 3~4 天就出院了，床位周转快了，医患纠纷少了。

再如：中西医结合医学是我国在国际上独树一帜的自主创新成果，它和单纯中医学或单纯西医学有质的变化和发展。其中最能说明问题的是中西医结合骨科专业。

20 世纪 50 年代后期，以方先之、尚天裕、孟和等为首的一批骨科专家学者，开展了中西医结合治疗骨折，取得了重大成果。它包含中国和西方医学的精粹，能更好地运用骨骼的特性，更好地治疗骨折。该成果于 1963 年在罗马国际外科学会上受到高度评价。1966 年由方先之、尚天裕等总结了运用该成果治疗 10 余万例骨折的经验，围绕骨折愈合的核心生物学、生物力学问题，形成了一系列系统化的技术规程，并提出富有哲理性的动静结合、筋骨并重、内外兼治、医患配合等理论与原则治疗骨折，打破了当时西医治疗骨折必须切开复位坚强内固定的理论，被世界卫生组织列为我国对人类健康作出的五大贡献之一。中西医结合治疗骨折理论，目前仍指导着临床，为缓解群众看病贵、看病难作出了贡献。

在国家中医药管理局重点学科建设中，如果将中西医结合骨科列入中西医结合临床学科建设项目中，其意义重大。一是使得从事中西医结合骨科的高级人才和有创新精神的精英不会西化（这支队伍既有西医出身也有中医出身），从而增强中医队伍的科研力量，符合"有容乃大"的中医人才观，对中医药创新发展十分有利。二是不少中西医结合骨科研究项目已取得阶段性成果，如果在学科建设方面得到国家层面的支持，将会更好更快地发展，提高中医药为人民健康事业服务的贡献率。因此，我们建议，在国家中医药管理局重点学科建设中，增设中西医结合临床学科（骨科学方向），以支持中西医结合骨科学更好更快地发展。

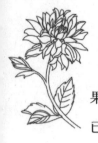

中西医结合治疗足拇指外翻、骨折、股骨头坏死等中西医结合研究成果已分别获得国家科学技术奖和国际金奖，在国内外产生了重大影响，并已形成了本科、硕士、博士、博士后流动站等比较完善的中西医结合骨科基础和临床人才的培养体系。

第三章 从中医体质看养生与现代医学的关联

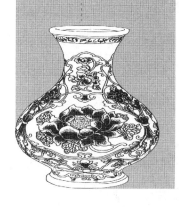

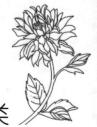

第一节 传统中医判断体质的基本原理和分类

中医体质学主要是根据中医学阴阳五行、脏腑、精气血津液等基本理论来确定人群中不同个体的体质差异性。其具体分类方法有阴阳分类法、五行分类法、脏腑分类法、体型肥瘦分类法，以及禀性勇怯分类法等。

一、正常体质（平和体质）

即身体强壮且无寒热之偏的体质。形体肥瘦匀称，健壮，头发盛长而黑，面色红润，肤色红黄隐隐，明润含蓄，目光有神，精采内含，鼻色明润，嗅觉通利，口和，唇红润，胃纳佳，四肢轻劲有力，能耐受寒热，二便正常，脉象从容和缓，节律均匀，舌质淡红、润泽，苔薄白。此类型体质阴阳无明显偏颇。

二、虚性体质

系指脏腑亏虚，气血不足，阴阳偏衰为主要特征的体质状态。常见有以下四类。

（1）气虚体质：指素体气弱少力之质。此型胖和瘦人均有，但瘦人为多。毛发不华，面色偏黄或白光白，肤色黄，目光少神，鼻部色淡黄，口淡，唇色少华，肢体疲乏无力，不耐寒热，纳呆，大便正常或便秘，小便正常或偏多，脉象虚缓，舌淡红，边有齿印。

（2）血虚体质：此指血虚之体常见的素质特征。主要可见面色萎黄或苍白，唇舌色淡，毛发枯燥，肌肤不泽，精神不振，疲乏少力，动则短气，大便常秘，脉象细弱等象。

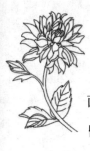

（3）阴虚体质：指阴液亏虚，失于滋润、阴虚阳亢的体质。体型瘦长，面色多偏红或颧红，肤色苍赤，巩膜红丝较多或见暗浊，两眼干涩，视物昏花，眵多，鼻中微干，或有鼻血，口燥咽干，多喜饮冷，唇红微干，手足心热，大便偏干或秘结，小便短赤，脉细弦或数，舌红少苔或无苔。

（4）阳虚体质：系指素体阳气亏虚，阴寒内盛的体质状态。多见形体肥胖，面色少华、白光白，毛发易脱落，肤色柔白，两目胞色晦暗，鼻头冷或色微青，口唇色淡红，形寒肢冷，倦怠，背部或脘部怕冷，多喜偏热食物，大便溏薄，小便清长，舌质淡胖，边有齿印，苔白。

三、实性体质

邪气有余为实，故实性体质主要是指体内阴阳偏盛，痰、瘀等邪气内结所形成的素质特征，常见以下六种体质类型。

（1）阴寒体质：系指素体阴气偏盛之质。见形体壮实，肌肉紧缩，皮肤紫黑，四体常冷，多静少动，喜热恶寒，舌质淡，脉紧实。

（2）阳热体质：系指素体阳气偏盛之质。见体格较强健，面色潮红或红黑，有油光，目睛充血多目眵，口唇暗红或紫红，舌质红或暗红、质坚，舌苔薄黄或黄腻，脉紧实有力。

（3）痰湿体质：指由于体内痰饮水湿潴留而形成的素质特征。体型多肥胖丰腴，面色淡黄而暗，肤色白滑，鼻部色微黑，口中黏腻不爽，四肢沉重，嗜酒茶，恣食肥甘，大便正常或不实，小便不多或微浑，脉濡或滑，苔腻。

（4）瘀血体质：指经脉不畅，血瘀不行，或瘀血内阻的体质状态。此型多见于瘦人。毛发易脱落，面色黧黑或面颊部见红丝赤缕，肤色偏暗滞，或见红斑、斑痕，或有肌肤甲错，眼眶暗黑，或白珠见青紫，红筋浮起，鼻部暗滞，口干，但欲漱口不欲咽，口唇淡暗或紫，脉弦或沉、细涩或结代，舌质青紫或暗，或舌边青，有点状或片状瘀点，舌下静脉曲张。

（5）气郁体质：指脏腑功能失调，特别是气机郁滞为基本状态的体质类型。以上所有体质类型是按正虚、邪实分类，但临床常见某些人群、特别是女性为主的群体，出现以肝郁不舒、气机郁滞为特征的体质状态。见性格内向，少言寡语，素多抑郁，遇事善于思虑，难以忘却，多愁善感，叹息嗳气，胸胁胀满，脘腹胀闷，或多怒易急躁，口干苦等。

（6）湿热体质：易患痤疮，黄疸，淋症，火热等病。对气温偏高，湿热交蒸气候难适应。食疗同痰湿体质，忌辛辣刺激食品。常见如：长期营养过剩。

四、复杂体质

是指兼具上述两种以上不正常身体素质的体质类型。如气虚与痰湿体质混见，见于肥胖之人；气虚与瘀血体质混见；阳虚与阴寒体质混见；气郁与痰湿体质混见；气郁与阴虚体质混见等。

第二节　中医体质与现代医学的关联

每个人都有着不同的体质。可体质与我们的健康、养生又有什么关系？有没有想到是我们的体质在决定我们的喜好？不同的人体质都存在一定的差异性。体质养生的观点是中医的观点，因此体质在中医理论中分为10个类型。平和体质是一种健康的体质，只占人群的5%。特禀体质，也就是过敏体质，包括一些遗传性疾病。另外的几种体质分为气虚、阳虚、血虚、阴虚，痰湿、湿热、瘀血、气郁。生活中，我们常常具有两种或两种以上的复合体质。

每个人体质的形成包括先天基础和后天营养，而讲究体质养生，也是为了优化、改善自己的体质，减少疾病的发生。吃对适合体质的食物，未病先防、既病防变。

痰湿体质	→ 易出现肥胖或高脂血症、高血压、心脑血管等疾病
气虚体质	→ 易出现感冒、低血压、内脏下垂等病症
阳虚体质	→ 易出现畏寒怕冷、极易感受寒邪而形成各种痹证、泄泻等
阴虚体质	→ 常内热上火，极易感受热邪而见喉疼痛、失眠、烦躁等病症
瘀血体质	→ 易患肿瘤及各种痛证
气郁体质	→ 易情绪低落、郁郁不乐

不同体质的人，对不同的疾病具有易感性

营养过剩	→ 促生痰湿体质
营养不足	→ 促生气虚或阳虚体质
长期吃辣	→ 加重湿热和阴虚体质
常食寒凉	→ 促生阳虚或瘀血体质
常吃夜宵	→ 促生痰湿体质
身体过劳 过神	→ 促生为阳虚体质
房劳过度	→ 促生为阳虚体质

饮食及生活起居不当易出现体质偏颇

第四章

中医各科与现代医学关系

是养生进步发展的基础

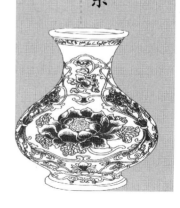

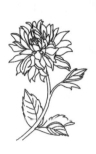

第一节　中药学与现代医学的关系

中医应当学习什么，中医应当具备什么素质，中医如何使用中药，中医如何进行理论创新，中医如何进行治疗方法的创新，中医的疗效如何评价，中医的医疗事故如何鉴定、处理，等等，都应当有符合中医特色的方法，可以在实践之中不断摸索、完善，而不能简单套用西医药的标准。西医药的标准，中医可以参考，可以借鉴，可以做事后的说明工具，但是，不能用西药的标准评价、改造中医药，也不能做中医药临床实践的事前指导。

中药学是研究中药的基本理论和临床应用的学科，是中医药各专业的基础学科之一。内容包括中药、中药学的概念，中药的起源和发展；中药的产地与采集，药材的概念，以及在保证药效的前提下，如何发展道地药材；中药炮制的概念、目的与方法；中药药性的概念、中药治病的机理，中药配伍的目的、原则及药物"七情"的概念、中药配合应用规律；用药禁忌的概念及主要内容；用药剂量与用法，剂量与疗效的关系，确定剂量的依据及中药煎服法等内容。

在许多普通人乃至专业人士中，仍对中药理念存在模糊的认识。"天然药物"不等同于"中药"，"中药"的概念与内涵，与之绝不相同。尽管中药材大都取自"自然界"，有些也可以直接药用，但这还不是真正意义上的"中药"，称之为"中药"的，也不是可以笼统而言的，首先，是指经过炮制的各类饮片。炮制的作用，除了清除杂质，便于制剂和服用外，更重要的是消除或减低药物的毒性和副作用，改变药物的性能，加强疗效。以地黄为例，生地黄清热凉血，经用酒蒸晒成熟地黄之后，就具有温性而

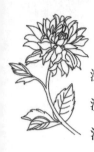

滋肾补血的功效。炮制分为水制、火制、水火合制等。水制有洗、漂、泡、渍、水飞等；火制有煅、炮、煨、炒、烘、焙、炙等；水火合制有蒸、煮、淬等。而每一种方法中又细含若干种具体方法，其内涵是极其丰富的。而这些炮制方法，现在已成为国宝级的机密。其次，中药是指按照四气五味、君臣佐使等特性与法则配比而成的方剂药物，而不是随心所欲的杂合物，然后根据需要，或汤、或丸、或散、或膏……由此可见，"中药"与"天然药物"，既不可混为一谈，又不可相互取代。用现代医学分析中药成分是中药学更加科学发展的必由之路。

第二节 方剂学与现代医学的关系

中医基础是中医辨证施治的基础，中药是对药物的学习，是方剂构成的根本，同时方剂是根据中医基础把中药有机结合后的具体运用。那现代医学又和方剂学有什么关系呢？

方剂学是研究治法与方剂配伍规律及临床运用的一门学科，是中医药学各类专业必修的基础课程。方剂学在辨证审因、确定治法的基础上，按照组方原则，选择恰当的药物合理配伍，酌定合适的剂量、剂型、用法。20世纪50年代方剂理论体系才得以初步形成，方剂学才逐渐地从中医药学中分化出来而成为一门独立的学科，具有基础和临床的双重属性，联系中医基础和临床，沟通中医和中药，衔接传统中医和现代生命科学。

方剂学研究指导原则以中医学术思想为基础，以科学方法论为指导，以方剂为主要研究对象，旨在揭示方剂学科规律的研究方法。方法是在传统中医临床观察和思辨方法的基础上，引入和吸取现代科学方法发展起来的，体现了中医学整体、系统、辨证的基本思想与现代自然科学方法的结合，方剂学科理论与现代多学科技术手段的结合。

方剂学研究具体工作主要有：临床试验，文献整理，逻辑分析，实验研究，多学科研究等方面。方剂学与现代药理、化学、制剂及生命科学等多学科的渗透，运用实验研究的手段，从实证的角度认识方剂效用与方内药物之间的配伍关系，阐明方剂效用的物质基础和作用机理，发现方剂的潜在功效和新用途以及改进传统剂型，研发复方新药。

第三节　针灸学与现代医学的关系

众所周知，传统针灸方法是祖国医学针灸学中最重要、最实质、最精华、最基础的部分；而现代针灸运用技术是在继承传统针灸方法的基础上，结合现代科学技术的最新成果，如电、磁、光、声等，丰富和发展了传统针灸方法之后形成的。随着科学技术的发展，二者在临床与科研中的协同作用日趋加强。下面仅就二者的关系及其发展前景，谈谈笔者的粗浅认识，以飨同道。

一、治疗范围

传统针灸方法由于以经络学说为基础，在治疗上遵循"有诸内者，必形诸外""经络所通，主治所及"等理论，以及十二经脉、奇经八脉的循行，所以传统针灸方法能够广泛地应用于临床各科，诸如内、外、妇、儿等科。而现代针灸运用技术由于是以传统针灸方法为基础，又结合了现代科学技术的最新成果，所以它和传统针灸方法相比，更能广泛地应用于临床各科。所以二者在治疗范围上基本是相同的。

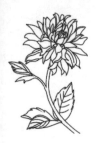

二、治疗原理

传统针灸方法以中医基础理论"正气存内，邪不可干""邪之所凑，其气必虚""通则不痛，不通则痛"等理论以及整体观念、辨证论治等思想为指导，来分析机体的功能状态，并根据机体的功能状态确定疾病的证，去选择合适的穴位处方和适宜的手法及刺激量，从而达到扶正祛邪、疏通经络、调和阴阳的目的。而现代针灸运用技术通过大量实验证据证明针灸作用以物理（机械）或化学（药物）、物质（针）或能量（光）的刺激为条件，即以机械能、声能、电能、热能、光能、化学能和磁能为刺激手段，通过神经反射作用、神经体液调节作用、神经—内分泌—免疫作用和直接作用为途径，最终达到调整机体各种功能的目的。

三、治疗作用

1. 基本作用

传统针灸方法认为针灸的基本作用是调和阴阳，疏通经络，扶正祛邪。而现代针灸运用技术通过上百种病症的临床观察和实验验证，在肯定疗效的基础上总结出针灸治病的三个基本作用分别是镇痛、防卫免疫和对失调的脏腑器官功能的调整。而且它对机体各个脏腑器官均能发挥多方面、多环节和多途径的调整作用。正是由于机体的各种功能分别得到调整，从而可以获得诸如止痉、镇痛、抗休克、抗感染等不同的效果。但不管是传统针灸方法还是现代针灸运用技术，它们对机体的基本作用均具有整体性、双向性和良性的调节作用。如针合谷、内关可使正常人血小板计数升高；针大椎、足三里、内关、曲池等穴则可使脾切除术后血小板增多症患者的血小板逐渐下降到正常范围；但对脾全血细胞减少或血小板减少性紫癜患者，针刺其肝俞、脾俞、合谷、足三里等穴则可使血小板计数升高，从而对血液凝固产生调节作用而显示疗效，便是很好的例证。

2. 作用的关键

传统针灸方法认为针灸作用的关键包括辨证选穴、术者治神、重视得气、合理地使用各种传统针灸手法以及守气等各个方面。而现代针灸运用技术认为针灸作用的关键除了传统的方法以外，在结合现代的声、光、电、磁等的基础上要使刺激达到一定的量，比如磁疗中对磁石的强度，照射疗法中对红外线、激光等频率的要求，意义也在于此。但是综合这两种方法，针灸对机体功能的调节作用才是针灸治病作用机制的关键。

3. 作用的本质

现已证明，不管是传统针灸方法还是现代针灸运用技术，针灸的各种生理效应和治疗作用不论是通过经络途径实现，还是通过神经经络实现，其本质是以激活机体固有的自我调整或自我康复功能，亦即自稳机制为基础的。

四、治病基础

传统针灸方法以经络学说为主要物质基础，以皮肤—络—经—腑—脏为途径，来研究针灸对机体的作用。而现代针灸运用技术则主要以神经、体液、免疫等系统为基础，运用现代科学技术来研究现代针灸运用技术对以上几方面的调节作用。现代多数学者认为针灸对机体各器官、各系统功能的良性、双向性调整作用仍是针灸治疗各种疾病的治疗基础。

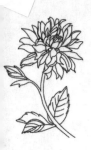

五、经络的实质

传统针灸认为经络的实质就是运行全身气血、联络脏腑肢节、沟通上下内外的一个通道，所以它在治疗上能起到疏通经络、调和阴阳、扶正祛邪的作用。而现代针灸运用技术结合最先进的科技手段，通过大量实验后认为经络的实质有二重反射假说、轴索反射接力联动假说、经络波导假说、经穴—脏腑相关说、经络与血管、淋巴管相关说、经络电通路假说以及第三平衡系统说等八种假说。通过这八种假说，可以很好地解释现代针灸运用技术在临床上的作用机理。

六、关于循经感传

传统针灸认为，只要是经络所及的部位，在接受针灸治疗时，就会出现沿着经络路线扩散的一种异常感觉，表现为酸、麻、胀、蚁走感或流水感。而现代针灸运用技术依靠高科技进一步研究了循经感传现象后认为，循经感传的生理基础是神经元、突触及其相互间的联系，感传的特点有与古代经络路线的一致性，不同的刺激能产生不同性质的感传。如艾灸多为热感及麻感，电脉冲多为流水、虫跳、蠕动感等。尽管二者认识深浅不一、层次有别，但循经感传的实质是"气至病所"，即只有在得气的情况下才能产生，这一点是相同的。

综上所述，尽管传统针灸方法和现代针灸运用技术在以上诸方面有许多相似和不同之处，但绝不能笼统地以某一个取代另一个，而忽视另一方面。因为现代针灸运用技术离开传统针灸方法也就不成为针灸，而传统针灸方法离开现代针灸运用技术也就谈不上发展。我们只有在临床及科研中，积极寻找二者的最佳结合点进行深入研究，才能抓住本质的东西，在未来的发展中达到相互促进的目的，从而更好地推动针灸学稳步向前发展。

众所周知，经络是中华民族的重大发现，针灸术是中华医学的伟大发明，中医学是中国的国粹和瑰宝。历史上和前些年都曾有过辉煌的时期，但目前已普遍认为国内针灸研究和临床都步入了低谷，从而感受到了多方面的压力。如果这样继续下去，将有损国威和民望。对此，学术界应该有责任感和紧迫感。

新中国成立以来，在中西医结合方针指导下，以现代神经—体液理论研究为特征的针刺麻醉首创成功，并于1971年向国内外正式公布。后又乘1972年美国总统访华之风，促成了世界性的"针灸热""针麻热"。由此可以说是针灸医学现代化势头带动了古代（传统）针灸学和近代（新式）针灸学，以及整个中医学在海外的发展。不言而喻，随着针灸现代化的进展和宣传势头的减弱，国内外的热潮已经降温。专家指出目前是"国内滑坡，国外火红"。分析起来，国内主要是由于作为国家重点攻关科研项目"经络的研究"等理论研究多年未能有重大突破，因而带动不了临床发展；国外依托高科技研究，使中国有了空前的压力，但临床多由商业利益所驱使，有"一哄而上"和"良莠不齐"等弊端。

针灸学现代化研究是中医现代化的急先锋、榜样和范例。它的科学研究资料最多，影响最大也最受国外医界的认可，同时也应是中医现代化的突破口。目前我国针灸学术的停滞，将影响整个中医界及整个世界的学术发展。中医针灸的海外发展目前已严重波及中医形象及立法、社会地位等问题。例如在英国官方文件中就这样写着：中医是"无科学证据而与某种宗教和哲学相关联的疗法"。所以中医及针灸很难进入各国的主流医学体系。这就表明，积极宣传中医针灸的现代科研成果已刻不容缓！以此提高中医的科学形象，并继续领导世界中医及针灸的健康发展。

近百年来，中医及针灸界"传统派"与"近代派"长期论争未果，还导致社会上出现了两种极端的思潮，因此严重阻碍了学术的正常发展。特

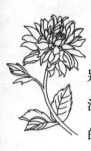

别是最近，"中医不科学"和"中医是伪科学"的论调又嚣张了起来。广泛地说，目前甚至已触及东西方文化及哲理的碰撞。所以理顺针灸及中医的发展思路，反思多年的经验教训，澄清其中的根本原因和一般原因，是需要当代中医及中西医结合的专家们认真考虑和及时商讨的大问题。

通过中西医结合早日创建我国的新医药学，这是我国几代人的期盼。随着现代针灸学在一系列理论和临床问题上的破解，已经为现代中医学及新医药学的诞生创造了良好的条件和基础。例如现代体内平衡理论问题，西医学至今尚未解决。只是19世纪法国伯尔纳（Bernard）提出了以循环系统起核心作用的"内环境"学说，20世纪初美国坎农（Canmon）提出了以交感神经—肾上腺髓质系统为中心的"稳态"学说。但是中医学早有"阴平阳秘，精神乃治"之人体平衡思想。如果联系到已揭示的经络本质作用，那就可以说：以血管系统和交感神经系统为枢纽的生理应激系统在维持和调节机体内、外平衡方面起着决定性的作用，体内平衡是系统性调节的结果。由此表明中华医学早就在体内平衡问题上作出了贡献，而且也示范了新医药学确实可以达到高于中医和西医的境界。

目前中医针灸界的许多人，不仅在抱残守缺，而且已经达到惧怕别人说"科学"二字的程度，其实这是非常怯弱的表现。根据本人的最新研究，或如以上所谈，中医针灸学不仅在本质上是科学的，而且在许多方面还超过了西医学。把这些科学知识宣传出来，敢于与西医们谈科学，这才是在世界范围内真正捍卫中医学和针灸学的正确态度和方法。至于那种"中医不科学"和"中医是伪科学"的言论者，不是科盲就是崇洋媚外。

因此，在继续宣传传统针灸学的同时，也应加强中国近50多年来在近代针灸学和现代针灸学方面的大量工作及进展，以此强化中国医学在国外的科学形象和学术地位。学术界应该在这点上通过商讨达成共识。国内外许多单位和团体纷纷将"传统中医"改为"中医"或"中华医学"，不仅扩大了内涵，而且也是顺应了潮流。海外赤子们急盼祖国医学的强大和支持，并以此在中医独立立法、社会地位和政治保障等方面取得正当合理的权益。

随着中国国力的强盛，与世界分享殊荣已不应是国人的梦想。古代文化及医学留下的宝贵财富，正是我们发扬光大为新医药学的坚实基础。努力发挥中国医学特色，并与西医学共创世界性的现代医学体系，是中华医学的战略方向，也是促进人类早日实现"世界医学大同"的必由之路。现代针灸学已经在理论和临床方面作出了良好示范。因此重提振兴中医或中医现代化，放弃中医界现代版的"刻舟求剑"和"叶公好龙"，将其作为一个新的起点，应该具有历史性的意义。

第四节　中医五官科学与现代医学的关系

《中医五官科学》是中医学专业的临床课，是阐述中医五官科基本理论和基本诊疗技能的一门学科。以专业目标为培养方向，以培养职业技能为根本，满足学科需要、教学需要和社会需要，力求体现中医高职高专教育的特色。保持中医药特点，系统地阐述了中医眼科和中医耳鼻咽喉科的基本理论、基本诊疗技能，并结合了现代医学的新知识，充分体现了继承性和实用性。适用于中医学、中西医结合等专业的高职高专学生学习。

第五节　中医骨伤科学与现代医学的关系

中医骨伤科学是一门防治骨关节及其周围筋肉损伤与疾病的学科。古

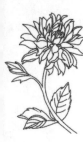

属"疡医"范畴，又称接骨、正骨、伤科等。中医骨伤科历史悠久，源远流长，是中华各族人民长期与损伤筋骨疾患作斗争的经验总结，具有丰富的学术内容和卓著的医疗成就，是中医学重要的组成部分，对中华民族的繁衍昌盛和世界医学的发展产生了深远的影响。

1956 年以来，各地著名老中医的正骨经验得到普遍整理和继承。其中影响较大的有河南的郭春园，北京的刘寿山、杜自明，福建的林如高，上海的石筱山、魏指薪、王子平，天津的苏绍三，辽宁的孙华山，山东的梁铁民等。通过对传统中医骨伤科的整理研究，继承和发扬了祖国医学，丰富了现代医学实践和理论。同时还对民间偏方验方进行了收集、整理、应用与推广。

中医骨伤科学是一门实践性很强的临床学科，与现代医学知识结合较紧密，涉及面广，发展迅速。在教学过程中，既要求学生掌握相关的基本理论知识，又要求学生训练出较强的动手能力，这样才能适应以后临床工作的需要。21 世纪，现代科学和现代医学高速发展，中医面临着机遇与挑战。随着人类对健康需求的不断增强和深化，中医已成为世界范围内医学发展关注的热点。而在国内，随着经济体制和社会保障改革的深化，中医产业化也被纳入到国家经济发展规划当中，可以说，新世纪中医飞速发展的大气候已经形成。当前乃至今后，中医的发展必将是国际化的。中医骨伤科学是中医学中一个颇具特色和优势的分支，其发展也必将是国际化的。

第六节　中医皮肤科学与现代医学的关系

中医在皮肤病的诊断、辨证、治疗方面的特色体现在：整体观念、辨证论治；简、便、廉、验。中医在皮肤科的优势体现在对疾病认识方法上的整体观念、辨证观念、局部和整体统一观念；在病因病理认识上的对脓的成因、偎脓长肉、化腐生肌理论等。皮肤病治疗学的优势则体现在外病内治；外用药物的理论与实践；中医理论如"诸痛痒疮，皆属于心"理论指导临床；对变态反应性疾病、病毒性疾病、原因不明的疾病等病种的治疗优势；中医外治方法多样性、药物剂型多样性的用药优势等。

中医学经受了历史长河变迁的洗刷，为人类的生存繁衍作出了重要的贡献。在现代医学快速发展的今天，中医在医疗保健、科研、教学、学术创新等诸多方面有其独有的特色和优势，显示了不可替代的作用。加强对中医皮肤病特色优势的认识，保持和发扬其优势，是中医皮肤科发展的方向。

随着现代工业、科技的飞速发展以及环境、资源等问题的日益突出，皮肤病逐渐增多，也出现了一些前人没有遇到过的新问题、新病种，中医在辨证的基础上结合现代病的特点，对疾病作出明确的诊断，目的在于掌握疾病发生发展的规律，与相关疾病的鉴别诊断。在诊断明确下，辨证论治。在辨证用药的同时，还注意与中药的现代药理研究相结合，如带状疱疹，现代医学认为是由水痘—带状疱疹病毒引起，中医认为是由于湿热感毒、脾虚湿盛或气血瘀滞等因素所致。所以，在治疗时既重视中医辨证论治，又结合现代医学有抗病毒作用的中药，如紫草、板蓝根等。又如治疗寻常性痤疮时，在辨证用药的基础上加用有抗丙酸杆菌作用的清热解毒的中药，如黄芩、紫花地丁、连翘、黄柏等。

采用中西医结合的方法，可以减少激素用量而不影响疗效。如系统性硬皮病等免疫性疾病可侵犯全身结缔组织，造成多系统、多器官的损伤，使用激素和中药结合的治疗方法既可以控制激素用量，又可以减慢病变进程、延长存活时间。增效减毒是中医中药的一大优势。

有些疾病的真正病因尚未搞清楚，西医治疗起来无从下手。而按照中

医独特的理论体系来辨证，弥补了治疗上的空缺。比如色素性疾病，黄褐斑的发病机理还不清楚，与激素水平的紊乱有关，与紫外线照射也有关，但这些都是诱发因素，并非病因。中医认为白属肺，黑属肾，黄属脾，黄褐斑是黄褐色或黑褐色的斑片，可以通过补肺泄肾，健脾养血法来治疗。又如白癜风，也是一种难治疾病，目前没有什么有效的治疗方法，表皮移植效果很理想，但是没有完全解决移植的黑素细胞再被吞噬。中医可以根据病人的具体情况，整体治疗，综合调理。

养生小常识

与白癜风相关的微量元素

（1）铜：白癜风患者体内的铜含量较低，血清铜几乎全部与血浆蛋白结合，称为铜蓝蛋白或血清的氧化酶，铜缺乏影响到这些含铜酶的不足，当减低时必会关系到黑色素代谢，因此该酶在皮肤色素的形成中起着重要的作用，体内铜含量不足，多由于铜在消化道吸收发生障碍所致。

（2）锌：一般认为白癜风患者的血清锌较正常人对照低，有研究表明黑色素内的锌含量高，说明其对黑色素合成起着重要的作用，提示白癜风治疗除应注意补充含有酪氨酸的食品，还应注意铜锌元素的补充。有研究表明锌与铜有对抗作用，当锌的含量过高则引起铜的缺乏，会出现白斑病，这是因为大量的锌的摄入，抑制机体对铜的吸收，而铜对锌的吸收影响不大。各种元素在机体内的相互作用远比单纯的化学反应复杂，在生物体内与锌相互作用的元素，有铁、铜、铬、镁、钙、磷、钴、锡等，这种相互作用对这些元素的吸收的影响尤为显著。

（3）硒：硒是一种强抗氧化剂，对机体的免疫力和杀菌力有促进作用，是保持机体健康的必需元素之一，研究表明硒是谷光甘肽过氧化酶的重要组成部分，谷光甘肽能阻止细胞膜的脂质过氧化酶的破坏，清除过剩的氧自由基，起到保护细胞膜免遭受破坏的作用，当硒缺乏时，谷光甘肽的过氧化酶活性降低，引起细胞膜的脂质过氧化加强。自由基和半醌基、毒素黑素前身物质增多，作用于黑色素细胞，使其受损，由此而易诱发白癜风。

（4）钴：有人认为微量元素的铜、钴、硒在白癜风发病过程中充当重要的角色，尤其是酪氨酸氧化为多巴胺（DOPA）的过程中，钴主要参与核酸蛋白的合成，解读和促进其他元素的吸收，它常以维生素 B_{12} 的形式发挥作用，易造成黑色素的合成代谢受阻。

（5）氟：氟是人体必需的微量元素，适量的氟维持正常的钙磷代谢，促进人体的生长发育和个体繁殖。实验表明高氟可导致人体内铜元素的缺乏，由于铜的缺乏或不足而影响体内 20 多种含铜酶的组成和活化，如酪氨酸酶形成不足，酪氨酸酶转变为多巴的过程就会受阻，因而由多巴转变为黑色素减少，使皮肤毛发脱色。

第七节　中医养生学与现代医学的关系

养生就是根据生命发展的规律，采取能够保养身体、减少疾病、增进健康、延年益寿的手段，所进行的保健活动。养生（又称摄生、道生）一词最早见于《庄子》内篇。所谓生，就是生命、生存、生长之意；所谓养，即保养、调养、培养、补养、护养之意。养生是通过养精神、调饮食、练形体、慎房事、适寒温等各种方法去实现的，是一种综合性的强身益寿活动。中医养生学是在中医理论的指导下，探索和研究中国传统的颐养身心，增强体质，预防疾病，延年益寿的理论和方法，并用这种理论和方法指导人们保健活动的实用科学。在中医理论指导下，养生学吸取各学派之精华，

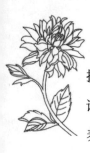

提出了一系列养生原则。加形神共养，协调阴阳、顺应自然、饮食调养、谨慎起居、和调脏腑、通畅经络、节欲保精、益气调息、动静适宜等，使养生活动有章可循、有法可依。

养生不仅包括行为养生、环境养生、运动养生、饮食养生等诸多养生文化，更重要的是养生必须循道，养生贵在养德，养生必须采取排毒解毒的重要手段，促使亚健康状态向机体和精神的健康状态方面转化，从而达到中医养生的目的——强身保健，防病抗衰。随着人们对"未病"学、亚健康状态等概念的建立，辅之中医养生之术，诸如汤药、食疗、气功、导引与按摩等，合理改善人们的饮食营养结构，进一步增强人们的自我保健意识，均能对改善调整人体亚健康状态起到极其重要的作用。由于时代的变化，社会的发展，"健康"与"保健"其内涵与外延的深化和延伸，真正体现出"健康"与"保健"的含义不再只是治疗疾病，而在于促进人类健康，提高生命质量，预防疾病。使所有的人都能享有高质量的、有充分活力的、有意义的生命。

现代生态医学及其三个层次即宏观、微观、分子生态医学，就中医学的有关理论与现代医学微生态理论进行了比较。对中医"治未病"的学术思想与现代保健医学，阴阳平衡理论与微生态平衡理论，扶正祛邪理论与维护人体微生态平衡，中医的脾胃学说与胃肠微生物系统的功能，药食同源理论与微生态学中的营养调整，异病同治与使用微生态制剂的微生态疗法进行了论述，指出中医学的本质就是生态医学，不是伪科学。

第五章

剖析中西医养生和治疗个例

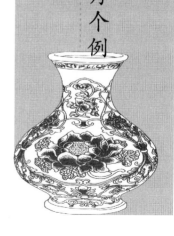

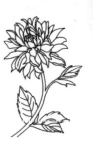

第一节　中医学在近现代时期的发展状况

中医药是我国的优秀文化遗产，有五千年的悠久历史。中医如海，能容百川，博大精深，是无数先辈承前启后创立的，具有多起点、多源流、多学科的特征，是一套完整的、独立的、统一的理论体系。但随着现代医学的引入，中医受到强烈冲击，发展缓慢。面临严峻的形势，中医结合现代医学发展是必由之路；中医各学科只有结合现代医学的客观科学充分突出自己的特色，保持和发扬自己的优势，才能不断前进，不断发展，把我们伟大的传统医学发扬光大。

辛亥革命后，1912 年，北洋政府在新颁布的学制及各类学校条例中，只提倡医学专门学校，这针对的只是西医，因为只有西医有专科学校，而中医是师徒传习的。条例中完全没有涉及中医，各地中医以为，"是可忍，孰不可忍"。扬州中西医学研究会创始人袁桂生首先公开批评北洋政府的医学教育政策，并指责清末民初两次制订学制都以日本体制为蓝本，日本早在明治维新就已推行废除中医的政策，不列中医的意图无非是效法日本。这就是近代医史上的"教育系统漏列中医案"。此后，废除中医与捍卫中医的问题一直存在至今。可见，现代医学冲击中医行为开始于政治家的治国方略。在此背后，是西医学不断吸收现代科学成果，逐步发展成为现代医学科学。反过来说，那时要是中医不断吸收现代科学成果，发展成为现代医学科学的就是中医学了。

新中国成立后，毛主席提出中西医结合的指示。这从表面上看，依然是政治下的医学发展。背后的原因是，中医学在现代医学的不断冲击下，并没有真正失去市场。中医学对众多疾病的治疗效果，成为其存在的疗效

基础。中医学完整的体系，符合中国人的思维模式，这成为中医学存在的文化基础，或者说因为中医文化的存在。目前的中西医结合，更主要的是表现在临床上中西医技术的同时独立使用。因此，聂文涛先生认为，这更多的是技术层面的结合，还未实现理论上的结合。

改革开放以来，中医界众多科技工作者都在尝试用现代科学来理解中医学。中国工程院、中国科学院的院士们为此进行了长期的努力，影响了一代学者。比如1996年，清华学界对中医气本质、经络实质、阴阳、五行、藏象、中医哲学观等都有了新的全面整体创造性的认识和解说。例如，气是流动着的"信息—能量—物质"的混合统一体；分形分维的经络解剖结构；数理阴阳；中医分形集：分形阴阳集—阴阳集的分形分维数，五行分形集—五行集的分维数；分形藏象五系统—暨心系统、肝系统、脾系统、肺系统、肾系统；中医三个哲学观—新提出的第三哲学观：相似观—分形论等。

第二节　中华古医学与现代慢性疾病

中华古医学，是完全自然的医学，是我们的先人们在漫长的医疗实践中积累下来的智慧结晶。中华古医学，是顺应阴阳自然运化规律，顺应人体气血运化和各部组织结构与自然气机的运化关系，顺应万事万物相生相克的自然共存关系与法则等，经过长期观察、研悟、对应、宏观统一而形成的完全自然宏观医学。

中华古医学，牵一理而动整体，无论它的理论与疗法、养生与康复法，都是以人整体的自然宏观运化关系组成与运作的，如果打破了它的宏观结构，甚至将它"撕碎"了，章节性地去认识或运用，都会有损它的自然本质与医疗功效。现代中医学所承传下来的，只是其中的微观疗法部分。

中华古医学集"治未病""治欲病""治已病"于一体，覆盖面非常宽阔，它从人的日常生活至疾病治疗，从疾病实体病灶至"虚体"的调整，从人体阴阳二气演化至自然气机运化等，整体相连，无处不及。它有着通过微观看本质，以宏观调整迫使微观改变的整体、彻底、完全的医学理念与疗法、疗效，是运化于自然规律与法则之中的宏观医学。

以前总觉得古人对治病的论述那么笼统，甚至觉得有点玄，看到古人治病那么潇洒、利落、神奇，有时觉得又不可思议。待走进中华古医学深处时才发现，中华古医学对疾病的认识，具有从微观至宏观的整体性和从症状至导致因素的深刻性，对疾病的治疗，是一个以宏观调整影响全身微观质变的过程，是调整阴阳与气血运化为主体的根本质变性的治疗，因此对有些疾病的治疗时间较长。

因为中华古医学同自然规律与法则融为一体，内容太广，道理博大精深，跨度太大，很难被人们理解与掌握，所以你觉得它很笼统。其实当你深入了中华古医学之中时，你又会觉得它很简单与平常，它就在人们的饭桌上，就在人们的平静、运动及处心积虑之中，几乎无时无处无"医学"，因为它就是"自然"。难怪中华古医学的先人们行医行得那么轻松与玄妙，因为自然本色即如此。当前医学之所以这么疲惫，把病弄得这么难治，是因为我们当前的医学理念太拘谨了，意识太微观了，把疾病表象弄得太具细了，医疗手段太"人为"化了，所以太复杂了。中华古医学与当前医学的根本区别，是宏观与微观的区别。中华古医学看病，是看到了病的未发、欲发和已发的全过程。当前医学看病，只看到了病的"已发"这个局部。中华古医学治病的主攻点，是治理病的导致因素与其维持因素，迫使疾病质变性的完全康复，所以你会觉得它太慢甚至太复杂。当前医学治病不管病的导致因素与病的维持因素，其主攻点就是病灶，其疗法像割草一样，

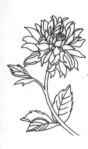

快刀斩乱麻，所以你觉得它干净利落。

中华古医学对疾病的预防与治疗，从宏观至微观有数个不同层面的治疗方法，其中每一个宏观疗法与微观疗法配合运用，对现代慢性疾病都具有根本性的治疗作用。

一、精神与意识调整，是中华古医学第一位的，也是最高层面的宏观养生法与疗法

在这个层面中，不讲阴阳，也不讲经络，更没有药物之说，只有深度的心境平静与意识调整。

心境与意识调整，具有影响人体阴阳气机与血液运化的作用，同时也具有促使人体"虚"与实质变的双效作用，因此通过深刻的心境平静与意识调整，可以促使人体阴阳平衡，抑制气血上攻，达到促使疾病完全康复的目的。心境与意识调整，实际上就是人们传说的"无药神奇疗法"。因为该疗法具有由精神到人体的自然、全面功效，因此它对以上所提到"虚"与"实"的所有现代慢性疾病，都具有彻底根除性的神奇康复作用，其功效可以说：只要你能放下心来，每天能保证一定的时间，进入深度平静的意识调整，就能在"自然力源"的平衡作用下，重新获得完全意义上的身心健康。例如对高血压的"治疗"：在实际意义上来讲，高血压并不是一个具体病症，它应该是一个因气血运化受阻而导致的气血运化不畅与失调性"现象"，从简单的表象来讲，好像是因血液质量问题所导致，其实它的主要导致与维护因素并非是血液质量问题，而是阴阳失调与气血上攻所致，当前医学对该症的治疗只是在扩充血管与调整血液质量上下功夫，因为没有触及到它的主要导致与维护因素，因此无论你如何服药，也不可能将其治愈。采用"感性心境与意识调整"，促使人的体阳与气血下降，人体上部尤其是头部的气血压力即可很快随之化解，再适当地进行巩固性调

整，高血压症状即可彻底康复。在实际治疗中发现，有些能较深度地进入精神与意识调整状态的人，在不用药的情况下，也同样获得了彻底康复。之后经常自我依法调整精神与意识，使之下沉与平静，不但高血压不再复发，而且有些心脏病及风湿类疾病等，也会随之康复。

自古以来世上没有防治百病的药，但是有防治百病的方法，这个方法就是"感性心理调整法"，（即心境与意识感性的调整方法）。该法具有深刻、持久的养生与康复功效，是中华古医学宏观医疗层面的最高养生与疗法，其功效神奇，对所有疾病均有治疗与预防的深远作用，具有让人很难理解的玄妙功效。这个"疗法"可单独运用，也可配合其他任何疗法同时运用，对所有慢性疾病，都具有无法替代的预防与治疗作用。

人体阴阳二气，是受人心境状态与意识影响或制约的，人的心境平静，精神就会内抱而守一，人体阴阳二气就会平衡、不乱地荣泽人的五脏六腑及全身，人就会活得滋润与健康。所以说：心境平静，意识恬淡，人体真气就会充足，人体抗病能力就强。人的精神内守，不张扬与涣散，人体荣卫二气就运化有常，疾病就不会侵袭身体，许多古人的身心双修等养生理念与方法，也出自于此。

人的心理处于某种压力时，或人的大脑较长时间处于深思状态，人的气血就会随之上攻，人的心理也很容易进入烦躁状态，人体的阴阳运化也会随之失调。人的心境失衡，阴阳失调，气血上攻，是导致现代慢性疾病生发与存在的主要因素，因此祛除心理压力，调整阴阳，是治愈现代慢性疾病的必需。可是在"治疗"中发现，目前许多人们的自主意识都很"坚定"，排他意识很强，因此当前的"理性"心理疗法，对人心境的"治疗"，已经很难产生实质性的改变功效，有时你苦苦地心理引导，只能管一会儿，而很难产生根本性的改变作用。通过对《道德经》、自然与生命等的深入研悟，发现超越理性的"感性"心理疗法，由于是由意识与身体自我双重

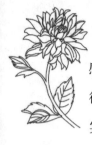

感知来触动心境的，所以完全可以祛除心理压力与浮躁，使人恢复心境平衡。"感性心理疗法"看似非常简单，但是它对养生与治疗的作用非常巨大，实践已证明其疗法对预防现代慢性疾病发生与促使其彻底康复，不但功效神奇，而且无可替代。"感性心理调整法"，做起来非常简单，人人都能做，能身心平静即可，但是它的道理却非常深奥。

所谓"感性心理调整法"，就是在人们身心深度平静的状态下，用意识与感觉来引导人的意识，在"感知"中从身体上部往下沉静，沉至身体下半部至两脚，甚至沉至脚下，如此就完全可以解决人的心理浮躁、阴阳失调与气血上攻问题。

感性心理调整法类似于气功中的静功，但是它与气功无论在层次与运化主体上都有着根本性的区别。气功是以人们身体中的"气"为运化主体，"感性心理调整法"则是以人的心境为运化主体。在"感知"层面上，"气"是在意识的主导下运作的，心理调整则是在"感知"中来改变意识与影响人体阴阳大局的，所以两者有着质的不同与区别。

"感性心理调整法"的作用，是神奇而又广泛与深远的。《黄帝内经》中讲："恬淡虚无，真气从之。精神内守，病安从来。"指的就是人在深度的心境平静状态下，所应有的身心健康状态。只要心理状态调整好了，能达到"恬淡虚无"这个心境状态了，就一了百了，不但不会生病了，已生的病也会奇迹般的消失。如果达不到"恬淡虚无"，能达到"精神内守"这个心境状态，你体内的"正气"就会充足，抗病能力就强，也会不容易生病。

因此在自我调整时，不要像练气功那样采纳或吸取，做到身心平静自然即可。每天调整的时间不需太长，家里外面都可以做，在工作与茶饭之余，每天调整一至两次，每次一至两刻钟即可，就足可体会到它的神奇功效。如果你通过练习，能将意识与思维分开，在平时无事时，或者是看电视时，或坐车时，或与人闲聊时，可将意识沉静下来，让其处于休养状态，只用大脑思维去看电视或与人闲聊，如此你就可以随时随地地进行意识调整，这就是视而不见、听而不闻的平静状态，如此就能更快更好地促使身心健康，亦可促使疾病迅速康复。该方法功效奇妙，是一个非常好的养心养身术，可终身受用。

感性心理调整法，来自于对《道德经》《黄帝内经》自然与生命等的研悟，因不需要时间、地点、年龄等条件限制，而且具有养心、安神、营气、养生与促使疾病康复等奇妙、深远的自然作用，所以适合所有的人们应用。尤其对深度脑力工作者，较长时间心负压力者，经常失眠及郁闷，亚健康状态等，具有很好的调整作用。

感性心理调整法的操作过程首先在身心平静的状态下，闭上眼睛，对八个不同的方向，分别感觉 1～3 分钟，其中必然会有一个你感觉身心比较舒服的方向。然后你就面对这个方向站立或坐，微闭双目，全身心放松入静，最好能忘我地深入平静之中，让意识退出对自身的自我主持，将自己交给自然，只要每天如此习做半小时以上，你就会在"自然力源"的平衡作用下，消除疲劳或逐渐促使疾患康复，每次做毕，身心都会感觉非常舒服。

如果能熟练掌握此法，可利用看电视、坐车或与人闲聊时，不闭眼，只将意识沉静下来，处于休息状态，只用大脑去应付这些无足轻重的事情，过后很少有记忆残留，如此就会得到很好的休息。该法对意识沉静的时间没有任何要求，多静多得，少静少得，时间长短都可以。

二、调整阴阳，是中华古医学第二位的具体宏观疗法

在调整阴阳的理念与方法中，没有经络与症状之说，只是通过调和阴阳这个整体的宏观大局，来促使各脏腑功能恢复正常，迫使疾病自愈。

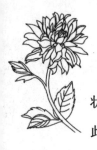

　　人体阴阳失调可引发种种现代慢性疾病，在观察中发现，阴阳失调症状越严重，疾病也就越重，阴阳失调症状减轻，病症也就相对的越轻，因此调整阴阳，是治愈现代慢性疾病的必需。

　　《素问》中讲："气之与血并走于上，则为大厥，厥则暴死，气复返则生，不返则死。"人体阴阳失调，是导致人体"气之与血并走于上"症状的主要因素，气血上攻，则是伴随现代慢性疾病的主要维持因素，如果不改变人体阴阳失调与气血上攻现象，无论你如何吃药，都不可能治愈现代慢性疾病，如果让该症状长期伴随现代慢性疾病，必会逐步导致现代慢性疾病的"大厥"之患，即并发症发生，例如：高血压导致心脏病，心理性疾病导致高血压，糖尿病导致心脑血管疾病等。如果"气之与血并走于上"的"大厥"之患得不到有效的控制，使之加重，则很容易发生脑溢血、猝死、中风等。"气复返则生，不返则死。"要想治好此类疾病，必须促使上攻的气血复返，如果不复返，就不存在康复之说。

　　人体阴阳失调，是目前还没被现代医学认同的一大宏观性失调症，但是它的存在是无法否认的，除非你不承认自然气机的运化规律与法则。人体阴阳失调，可称为"万病之父"，几乎所有的疾病皆经过人体阴阳失调阶段的"培育"而发生。它不但可引发肿瘤、心脑血管、糖尿病等重大慢性疾病，所有的亚健康及其他疾病，几乎全都来之于此。

　　人体经络瘀滞、脏腑功能失调与人体宏观的阴阳失衡有着直接的关系，如果人体阴阳失调、人体胸部以上的阳降不下来，同时腹部以下的阴升不上去，如此人体脏腑就如同失去了阳光与湿气濡养的草木一样，其功能与自身健康状态必然会逐渐失调与虚弱，人的气血运化也必会呈热上攻或紊乱，如果此状态持续日久，心脑血管、糖尿、肿瘤、猝死等气血上攻类现代慢性疾病或急、重疾病也就必然会发生了。

　　随着人体气血呈热上攻，人体腹部以下血液必会因凉而流量减少与流通缓慢，至此人体腰部以下，尤其是两腿与脚，因缺少阳与血的足量滋养，必会出现缺氧、沉重、易疲惫等现象和湿寒类疾症发生，这是当前绝大部分现代慢性疾病患者的身体阴阳失调特征，中医称其为"上交火，下交寒"，或"阴阳不济"，严重者或"阴阳两断"。

如果人体宏观阴阳平衡，以上种种症状都不会发生。如果将人体已经失调了的阴阳再宏观性地调整回来，以上所述绝大多数现代疾病必会逐渐自愈，有些时间较长，或症状较重的疾病，再配合理疗及必要的药物调理，也会随之康复。

人体阴阳失衡的调整，不一定必须用药，有很多方法，意识平静引导配合适当的理疗，或配合三焦疏通等调整，就可以促使上攻的气血逐步下降，使阴阳逐渐恢复平衡。在治疗中发现意识平静引导配合适当的理疗，具有非常快的调整功效，绝大多数的患者，在调整至两到四天时，就有了气血下降的体感，一般调整至十天左右时，绝大多数的人全身经络就会自然恢复畅通，身体症状即会出现明显的好转。

当人体的"热"聚集在身体上半部时就是危害，下降至下半部时就成了"好东西"。当人体的"凉"聚集在下半部时就是危害，上升至上半部时就同样成了"好东西"。宏观性阴阳调整的主要目的，就是促使上攻的气血下降，来缓释胸部以上尤其是头部的压力，同时也是为了填充腰部以下，尤其是腿与脚部的气血亏欠，促使体阴上升。只要达到了这个目的，所有因阴阳失调所导致的现代疾病，都可以解决掉。

如果说人体阴阳失调是"万病之父"，那么人的心境与意识失衡就是"万病之祖"，因为人体阴阳失调几乎全因心境与意识失衡所导致，因此调整人体阴阳失调，必须首先调整人的心境与意识失衡，绝大多数的阴阳失调患者，心境与意识恢复平静后，其阴阳失调症状即可缓解或消失，症状较严重的，再配合针灸、火疗、营气等理疗性疏通，即可恢复平衡。对严重

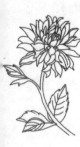

型阴阳失调症状，则要针对气血运化"瘀滞点"或某个脏腑，配合使用疏通性药物，一般即可将其化解。人体阴阳失调恢复平衡后，只要能正常吃饭，而且饮食有节，就不需要任何药物与营养保健品了，只靠每天的心境与意识维护和调整，不但已康复的病不会再复发，其他疾病也不会来侵害你，就足可健康一生。

平衡人体阴阳，不但可宏观性地促使重大或现代慢性疾病康复，也可以促使诸多疾症及亚健康康复，例如：身体上部燥热、腰部以下及四肢怕冷、肾功能虚弱、腰腿无力沉重及酸痛、女性宫寒、关节炎、骨质增生、末梢神经类疾病、头疼、头胀、牙疼、失眠、口腔溃疡、抑郁、高血脂，及面红、眼赤、性格易冲动等。

在自然界，越是深奥的东西，其表现形式也就越简单。人体的阴阳运化层面有很多，如果将人体多重层面的阴阳关系用金字塔来表示，处于金字塔最底端的，就是人体上下的阴阳化关系，它对人体健康与否，起有决定性的宏观统治作用，它不正，其他皆难正。所有疾病的滋生，全都与此失调有关，尤其是现代慢性疾病，阴阳失调不但促使其发生，而且是它存在与加重的主要维持与伴随因素。在"治疗"中发现，不管现代慢性疾病的表象症状是什么，在哪里，暂且不理它，只是调整阴阳失调，在阴阳失调恢复的同时，有些慢性疾病，亦随之逐渐地康复。由此可见，宏观性的阴阳失调，就是现代慢性疾病的"当家因素"，欲将其治愈，必须首先调整其"当家因素"。

三、五行、时辰、方位、数术等自然综合功效的运用，是中华古医学第三位的、介于宏观与微观之间的一个"术性"疗法

它的综合作用对许多疾病具有很强而又很快的，甚至是奇特的"疗效"。

五行，古有"生在三界内，必在五行中"之说；世间所有的事与物，包括人与疾病，无不在五行的约束之中。五行相生相克是自然生物链之相互共存与相互制约的法则，它是中华医学理论与医术的中心主体结构之一。五行内容很广，其中五行、五味、五色、五志、五气等，在预防与治疗疾病中，很便于应用，任何疾病在此都会找到相克之法，无一例外。此等疗法自古以来多被医家应用与发展，在对现代慢性疾病的预防与治疗中，它也具有自然奇妙的深远作用与即时功效。例1，五行相克：糖尿病、心脑血管、肿瘤、焦躁症、猝死及肥胖、高血脂等，为热因与瘀阻所致，皆属阳主火，五行中水克火，肾主水，所以滋养体阴与平衡地提高肾气，就有抑制与促使上述诸症康复的作用。例2，五行相生：如果人的肺气虚，气力弱，只单纯地调肺与吃补气药是不行的，要依赖相生法则，获得其他脏腑的帮助，其调理功效会又快又好。人的脾脏是肺脏的父母，如果采用健脾养胃，来配合肺脏调整，就可以滋养肺脏，促使肺功能恢复正常。例3，五味、五色相克：人的肾火太旺，就会不同程度地发生头晕、目眩、耳鸣、耳聋、腰脊酸软、潮热盗汗、五心烦躁、牙齿松动或疼痛、傍晚口干、失眠等症状。脾可制约肾，此等症状多因对其制约不利所致，如果只是采用药物针对其症状治疗，是很难根治的，如果配合食用甜味与黄褐色食物，提高脾脏功能，就可以制约肾火，并具有根除与长效制约的作用。例4，五味、五色相生：人如发生饮食减少，上腹部满闷，大便泄泻，恶心呕吐，口黏不渴，渴喜热饮，浮肿，舌苔厚腻，身倦无力，气短懒言，面色萎黄，脱肛、子宫脱垂、胃下垂，腹中冷痛，喜热喜按，女性白带清稀等症状，皆因脾虚与脾气虚所致。脾主土，火是土的父母，火对土有滋养之职，心主火、主红色，在治疗该类症状时，配合食用红色与黄色和甜味食物，就有滋养脾脏，促使上述疾患康复的功效。

时辰，在对疾病的治疗中有着不可忽略的作用，因此中华医学有经络

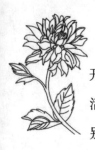

开合规律与时辰之说。其实时辰之说，就是人体在一日之内各脏腑轮值与活跃规律。人体各脏腑每一天是一个小的运化周期，在每天各脏腑都分别具有活跃与疲弱的时辰，如果抓住了这个活跃规律，无论用药还是理疗都会避免不应有的损伤与产生很快的功效，并能药尽所用。如果不了解人体脏腑的活跃规律，盲目用药与理疗，其治疗作用会大打折扣。例如：以一天内自然气机运化规律而论，如果进行气血疏通性理疗，在上午治疗较好，因为上午人的体阳较活跃，利于疏通。如果进行补阴与抑阳治疗，在下午或三焦经开时较合适，因为此时人的体阴较活跃，利于降阳或补阴。如果针对经络的治疗，则要选择其经络最活跃的时候或三焦经开时施治，能直捣其经，因此其功效亦必然会强，因为此时理疗作用或药物功效会直接入经而到达针对的脏腑或部位。无论什么疾病，都有脏腑归属，在每一天都会有个最佳治疗时机，这是不能忽略的自然规律，抓住了人体脏腑在每天的活跃规律，适时施治，会缩短对疾病的治疗周期，利于促使疾病尽快康复。

方位，在养生与疾病康复中的作用，也是不可忽视的。其实所谓中华医学所讲的方位作用，就是现代科学所讲的自然磁场效应。自然磁场效应对所有生命都有非常重要的关系，它对人体运化机能具有稳定与活跃的影响作用，每个人无论在什么状态下都会有个最适宜你养生与促使疾病康复的自然磁场方向。有人将此论述为"风水"的一个方面，其实没有那么复杂，无论在任何地方，只要你闭上眼睛，静下心来，分别对着不同的方向去逐一感觉，总会有一到两个方向，使你感觉身心非常轻松舒适，那么这个方向的自然磁场就很适宜你养生，也很利于你疾病康复。你如果每天能拿出一点时间，面对这个你身心感觉最舒服的方向，身心入静片刻，定会获得很好的健身作用。但是要注意你适宜的方向并不是永远不变的，它是随着季节与气候变化和你自身的健康状态而不断改变的，要注意适时调整，切不可一成不变。

数术，了解中华古医学，不可不了解数字的神秘。在此讲的所谓数术，是指数字对身心健康与治疗疾病的影响功效。自然奥妙无穷，每个事与物都有其一定的作用，有些作用是人眼可见的，有些作用是人眼不可见的信息形式。以自然而论，无论人眼可见与不可见的，只要能作用于物质的，都是物质体，只是其质与量和存在形式不同而已。在日常生活中有些常见与非常简单的东西，对人身心状态的影响也许是最有效的，例如数字。数学家陈景润证实了 1 + 1 = 2 的自然运化道理，其实还有个数字对人体的自然影响功效，因太神秘，所以不被常人所知。其实世间一切，也包括人，都在数术之列，它的奥秘镶嵌在五行相生相克之中。从 0 至 9 这 10 个数字，在任何时候都会影响人的心理或激起情志反应，有时候也许是数字给你带来了愉悦或苦闷。例如你在某个文章或大街上看到的数字，有些数字会使你心情舒畅，有些数字会使你心里"发堵"。例如：在你前面有个车牌号为 763241，你看到这个数字时，身心都会觉得不舒服，如果你看到的车牌号为 111111 时，你的身心会觉得很舒服，这就是数字对你的身心及情志的影响与作用。

其实数字对人身心的功效是不难被发现的，人人都可找到适宜自己的数字。例如：你闭上眼睛，身心放松，在心里分别默念从 0 到 9 这 10 个数字，每个数字默念半分钟，你会感觉有些数字会使你身心不舒服，甚至很烦躁，有些数字默念时身心则会感觉很平静、轻松，或者某个部位感觉很舒服。这些使你感觉身心不舒服与烦躁的数字，就不适宜你的身心健康，那些使你身心感觉平静、轻松、舒服的数字就利于你的身心健康。如果讲得再深入一点，你可以此为参考，去了解与知道自己脏腑的健康状态。例如：你默念 1 时，去感觉腰部，如果感觉很烦躁与不舒服，你可能肾火较重，如果感觉很舒服，或者有聚拢感，你可能是肾气虚弱。又例如：你默念 7 时，

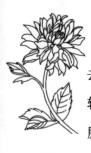

去感觉肺部，如果感觉很烦躁与不舒服，或者是气管燥、痒，你可能肺火较重，如果感觉很舒服，你可能是肺气虚弱。其他分别对应的是心与9，脾与5，肝与3。

五行、时辰、方位、数术等，是中华古医学的自然运作体系中的宝贵文化与神奇疗法，也是中华古文化之一。只要组合与合理运用，或者配合药物与理疗运用，都会发挥其让你意想不到的功效，令人可惜的是，此技久被"誉"为迷信，也多已失传，故在此简述以供大家了解。

中华古医学的覆盖面非常宽广，以上是它三个自然宏观的运作层面，是中华古医学的精髓，也是现代慢性疾病的克星。另外还有"营气"疗法，就是现代人所讲的"气功"，也是足可以制约现代疾病的自然宏观养生与疗法之一，因它的最高点是建立在心境状态与自然之中的，同心境状态是一体的，"心平气自行"，所以不再另行讲述。在此要说明的是：中华古医学的"营气"虽然可以称为气功，但是它无门派之分，是人体与自然融合后所获得的自然调气作用。在平静的心境状态下，气会在"自然力源"的作用下自行运营全身，故称"营气"。此营气法，是万功之宗，是气功的最高层面，需要进入深度的身心自然平静状态才能习练，但是在现今自然生物信息非常混乱的状态下，需要懂自然规律与法则的、很有经验而且能准确辨别生物信息劣与良的老师的指导下方可自我习练，因此还是不要习练为好，因为在多年帮人纠正气功偏差中发现，因盲目习练气功发生偏差而影响身心健康的人太多了。

四、经络疗法，是中华医学的自然疗法之一

这个疗法已被现代中医承传下来。该疗法疏通性很强，它如同一支很善于开路的工兵部队，具有很强的疏通气血作用，对气血瘀滞类疾患有迅速见效的特长。但是它毕竟是一个局部和微观的疗法，在对多导致因素的、

现代慢性疾病的治疗中，它必须配合宏观的阴阳调整来运用，否则很难达到长效疏通经络的目的，即使一时疏通了，因人体阴阳大局不和，所以很难长久地维持其疏通状态。如果以经络疗法同调整阴阳兼并运用，其调理功效不但快，而且具有彻底性的根治作用。

"通则不痛，痛则不通"，如果人体经络畅通，气血运化无阻，人体就"不痛"。如果"痛"了，经络就必然不通。维持经络畅通是人体健康的必须保证，经络瘀阻，是发生疾病的后期主因。人体所有的疾病，从始至终都不同程度地呈现出经络不畅通或瘀滞状态。

人体经络如同大地上的江河，交相纵横，是人体气、血及营养输送的干道，如果能保证人体经络畅通无阻，人体的气、血就流通循环无阻，人体各部就不会缺氧，生理功能就运化正常，生机就活跃，人体所需的营养成分就能及时送达人体的各个部位，体内毒素就能及时有效地排出体外而不容易沉积，人体抗病能力就必然很强，因此你就不容易生病。如果身体经络流通不畅，从发生不畅那一刻起，你就已经进入了"欲病"即亚健康的行列。身体经络畅通，对健康非常重要，如果经络瘀阻不通了，就肯定生病了，所以疏通经络，是中华医学非常重要的疗法之一，故有"经络畅通，百病不侵"之说。类似针、灸、按摩等，都是经络疗法的范畴，目前在许多经络调整中，所欠缺的就是忽略了兼顾阴阳大局的重要性。

五、药物疗法

也就是吃药，这是中华古医学中不得不使用的疗法，因此被称为下下疗法。人有病吃药就如同往庄稼上喷农药一样，量小了药不死"害虫"，量大了粮食中必会有药毒残留，如果用药不当，不但毒不死"害虫"，还会伤害"庄稼"。所以古时高明的中医，不到万不得已时，一般不用药。

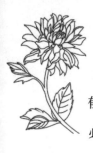

　　其实有些疾病，不用药，也可以完全治愈，例如：神经与精神类的抑郁症、焦虑症、头疼、失眠，及部分气血瘀滞类。又例如：腰腿酸疼，等等。必须用药的疾病，大多都是疽、痈、疮之毒素沉积类疾病，及气血严重上攻或严重瘀滞类疾病。其基本原则应该是：能"说"好的就"说"好他，能"想"好的就引导他"想"好，能理疗治愈的就不用药，这些办法都不行的时候再用药。

　　有些毒性较大的药物，如果剂量掌握不当，或在气血运化失常的状态下，很容易导致毒副作用。就是用药，除了遵守用药常规的"反"与"畏"之外，还要慎遵药物升降沉浮和气、味、性及五行相生相克之规。另外用药必须通过辨证，确定了疾病的阴阳属性及归属，并掌握人体脏腑的活跃规律，针对疾病与脏腑最活跃的时辰用药，否则药效作用必会减弱。现代用药，大多已经不讲究与脏腑活动规律的配合，只是简单的饭前饭后，因此只好加大药量来弥补未循规蹈矩的缺陷，所以药的毒副作用是很难避免的。如果应合脏腑活动规律服药，不但会使药尽其用，还可适当减少用药量，因此会减少很多药物毒副作用的危害。

　　至此，令人深感遗憾的是，中华医学之上上疗法多被现代人所忽视或失传，具有一定毒副作用的药物疗法却成为现代医学之主导治疗，而且只知加大药量，不去寻找药效为什么没能物尽其用的原因。

　　以上是中华古医学几个主体性的宏观与微观疗法，其疗法运用无不应和生命与自然的关系，具有因果同治和整体与系统的作用性，如果运用得当，对现代慢性疾病具有深远而全面的制约作用。如果将中华古医学的精髓整理出来，以其疗法为医疗主体，系统地用于对现代慢性疾病的治疗，必会形成划时代意义的制约功效，当前"疲软"的医学状态，亦必会因此而重新振作。从目前的疾病结构来看，中华古医学的宏观调整，可能是制约现代慢性疾病最终必用的方法，其中"感性心理疗法"与宏观的阴阳调整法，是无可替代的、兼治现代慢性疾病"虚"与"实"双重病因的最有效疗法。

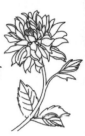

第三节　中西医结合治疗个例

例一：胃炎胃脘痛

陈某，男，30岁，2011年5月26日初诊。自诉胃脘疼痛一年半。现见胃痛，牵引右胁及脐周，伴胃脘胀，无泛酸，胸闷，咽喉不适，咽赤有滤泡，脉弦，苔白厚腻。胃镜提示：慢性萎缩性胃炎，HP（+）。中医诊断为胃脘痛，西医诊断为慢性胃炎，治以疏肝和胃，辛开苦降，佐以化湿。方用柴胡陷胸汤合左金丸加减。处方：柴胡10克，法半夏10克，黄芩10克，全瓜蒌10克，黄连10克，枳实20克，吴茱萸6克，乌贼骨15克，藿香10克，佩兰10克，延胡索15克，郁金10克，片姜黄10克，炒川楝10克。7剂，水煎服，日1剂，分3次服。

2011年6月2日二诊：胃痛好转，胸闷不适，纳食尚可，二便正常，舌质红，舌苔淡黄而厚，脉弦。守5月26日方，加甘松10克。7剂，水煎服，日1剂，分3次服。

2011年6月9日三诊：胃不痛，餐后饱胀感，不泛酸水，咽喉疼痛好转，另诉颈部有淋巴结1～2枚，不痛，大便正常，舌质红，舌苔黄厚，脉弦。守上方7剂，水煎服，日1剂，分3次服。

2011年6月16日四诊：饥饿时胃脘隐痛，餐后胃胀，咽部仍有不适，纳可，舌脉如前，方用半夏泻心汤合左金丸、金铃子散加减：法半夏10克，干姜10克，黄连10克，黄芩10克，枳实25克，吴茱萸6克，乌贼骨15克，藿香10克，佩兰10克，莱菔子10克，延胡索10克，郁金10克，

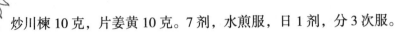

炒川楝10克，片姜黄10克。7剂，水煎服，日1剂，分3次服。

2011年6月23日五诊：胃脘疼痛消失，胃胀亦轻，咽部仍有不舒，另诉精神郁闷，纳可，食少，少腹不适，舌质红，舌苔白厚，脉缓。守6月16日方稍作调整，处方：法半夏10克，干姜10克，黄连10克，黄芩10克，枳实25克，吴茱萸6克，乌贼骨15克，藿香10克，佩兰10克，莱菔子10克，玄胡15克，郁金10克，炒川楝10克，片姜黄10克，射干10克。7剂，水煎服，日1剂，分3次服。继服1周，诸症消失，少有复发。

按：患者胃脘疼痛，牵引胁腹，咽喉不适，胸闷，舌红，苔白厚腻。主诊大夫认为此患者有湿热之象，患者情志不舒，肝气郁滞，横逆犯胃，胃气不和，则胃脘疼痛，牵引胁腹；肝失条达，气机阻滞，则胸闷；肝经"上贯膈，布胁肋，循喉咙之后"，肝郁化热，肝火上炎，故咽赤有滤泡；肝郁客脾土，脾胃运化不利，酿痰生湿蕴热，则有舌红，苔白厚腻等湿热之象。总病机为肝胃不和，湿热中阻，故治法以疏肝和胃，辛开苦降，清热化湿为主，方用柴胡陷胸汤加减。小柴胡汤疏肝解郁，小陷胸汤清热涤痰，二方相合，疏肝和胃，清热化痰，加用藿香、佩兰燥湿健脾，乌贼骨制酸止痛，枳实、炒川楝、玄胡行气止痛，郁金、片姜黄活血行气，加强止痛之功。四诊时患者饥饿则胃脘隐痛，餐后胃胀，咽部仍有不适，舌质红，苔白厚，脉弦，乃上炎之肝火未尽，胃热已除，痰湿残余，但寒象初起之上热下寒，寒热错杂之象，病机与前两案似，方用半夏泻心汤合左金丸、金铃子散随症加减，因夹杂痰湿，另用藿香、佩兰芳香醒脾燥湿，病人症状缓解，基本痊愈。

例二：慢性湿疹

游某，女，26岁，于2007年8月2日初诊。主诉皮肤瘙痒湿疹皮炎有5年多，伴有大便干，经期提前和月经有血块现象。苔薄黄腻，脉数。

懂健康的人更长寿

现见手臂和小腿及躯干都有抓痕甚至破溃；严重时面部也会有，波及全身。

处方：青蒿 15 克，蝉衣 5 克，竹叶 10 克，荆芥 10 克，川芎 10 克，当归 8 克，甘草 6 克，蒲公英 10 克，桔梗 10 克，地肤子 10 克，夏枯草 12 克，黄柏 10 克，玄参 12 克，生地 12 克，白芍 12 克。3 剂，水煎服，日 1 剂，分 2 次服。在这之前，吃过各种药品及治疗方案；效果都不是很好，控制不住病情。由于湿疹的原因复杂，不易寻查，容易复发，故其治疗大多为对症治疗，达不到根治效果。

根据西医尚无特效疗法。一般只能对局部用高效皮质类固醇软膏封包。对小片皮损可用皮质类固醇激素如强的松、去炎松等皮损内注射，可以止痒。或外用硫黄、焦油类、水杨酸等角质松解剂软膏，或用液氮冷冻，可以缓解。

中医辨证治疗：是由各方面原因（如风、湿、寒、热、虫淫、光化刺激等）客滞于皮与肌肉之间，引起皮肉间气血不畅而形成的皮肤疾病。或是因皮肤角质层闭塞性营养不良、遗传基因突变等形成的。在临床上治疗的最好方法是中药调理治疗，清热解毒，祛风止痒，修复皮损等一般多可痊愈。湿疹病患者兼受热和湿两种病邪困扰。病者一方面有实火，但却因身体机能呆滞，以致人体的化工厂肝脏未能发挥疏泄排毒的功能，将体内的热毒从大小二便排出体外。结果只好转而从毛孔排出，若微循环系统欠佳或毛孔闭塞，毒素便会积聚在体内。当积聚至某程度时，或吃了一些致敏的食物后，便会出现湿疹之类的皮肤病。其次，除皮肤问题外，湿热者亦会有胸腹胀闷不舒、大便秘结或泄泻、小便短少赤黄。

2007 年 8 月 5 日二诊：自觉症状好转但大便还是干。方同上一诊加连翘 10 克，白蒺藜 12 克；去柴胡。5 剂，水煎服，日 1 剂，分 2 次服。

2007 年 8 月 10 日三诊：排便好转，但皮肤稍有瘙痒。方同上二诊加败酱草 12 克，苦参 12 克，黄芩 10 克，地骨皮、桑白皮、五加皮各 10 克；

去生地，白芍。8剂，水煎服，日1剂，分2次服。

2007年8月18日四诊：症状总体好转。方同上三诊加紫草10克，乌梅3粒，透骨草10克，去川芎，当归，五加皮。7剂，水煎服，日1剂，分2次服。

2007年9月2日五诊：偶有皮肤瘙痒，抓痕明显少了。方剂：丹皮、白茅根、通草、当归、白芍、竹茹、荆芥各10克，乌梅3粒，生地、地肤子、青蒿、泽泻、竹叶、黄柏、夏枯草各12克，蝉衣8克，甘草6克。7剂，水煎服，日1剂，分2次服。

2007年9月16日六诊：人有些乏力，易上火。同五诊方剂加栀子10克，野菊花10克。7剂，水煎服，日1剂，分2次服。

2007年9月23日七诊：脉象平和，瘙痒程度下降。基本方同六诊方剂。7剂，水煎服，日1剂，分2次服。

2007年10月23日八诊：由于病情平稳，没有及时用药调理，又复发，出现皮损潮红，水疱，糜烂，流液，边界弥漫，剧烈瘙痒，伴胸闷纳呆，大便干结，小便黄赤，苔薄黄腻，脉数。方剂重新调整：地肤子30克，白藓皮30克，赤小豆30克，紫花地丁20克，黄花地丁30克，金银花30克，大青叶30克，川萆解30克，土茯苓20克，蝉蜕5克，刺蒺藜15克，炒槐花15克，威灵仙12克，黄柏15克，白藓皮15克，川军15克。7剂，水煎服，日1剂，分2次服。并配合四联针即西药以止痒抗过敏为主，选用抗组胺类药物，钙剂。

2007年11月2日九诊：经过上述八诊强化治疗，复发湿疹基本痊愈。停用四联针；中药重新调整为：青蒿15克，土茯苓20克，蝉衣5克，竹叶10克，荆芥10克，川芎10克，当归8克，甘草6克，公英10克，桔梗10克，地肤子10克，夏枯草12克，黄柏10克，玄参12克，生地12克，白芍12克。此后此方略有加减共计60余剂；并配合国珍酒伴侣口服 2 个月解肝毒。

2008 年 2 月复诊至今没有复发，疗效肯定。

例三：乳腺增生

汪某，女，2008 年 3 月 4 日初诊时 32 岁。主诉：因为乳腺不适 2 年余、疼痛就诊，已经跑了很多家医院，各种治疗乳腺增生的药物几乎吃了个遍，但是仍然不见好转或者时好时坏，双侧乳房内，肿块多个，发于乳房外上象限。表现为大小不一结节状和条索状，但以片状为多见。与周围组织无粘连，常有触痛。经 B 超显示：双侧乳腺多发性增生。脉弦数，舌象质红苔黄。方剂：川芎 10 克，当归 8 克，熟地 12 克，白芍 12 克，丹参、王不留行、桔梗、元胡、川楝子、地龙、牛膝、青皮各 10 克，蛇舌草、公英、桑枝、夏枯草、柴胡、鸡血藤、木瓜各 12 克，甘草 6 克。7 剂，水煎服，日 1 剂，分 2 次服。

2008 年 3 月 11 日二诊：脉象数，苔黄。人比较烦躁。方剂同初诊去木瓜、柴胡、川楝子、青皮，加败酱草 12 克，藿香 10 克和薄荷 5 克后下。10 剂，水煎服，日 1 剂，分 2 次服。

2008 年 3 月 21 日三诊：舌苔淡黄，人比较轻松，乳房胀痛减轻。方剂如下：川芎、当归、熟地、白芍、路路通、王不留行、蛇舌草、鱼腥草、公英、元胡、夏枯草、柴胡、桑枝、败酱草各 12 克，牛膝、地龙、蝉蜕各 8 克，甘草 6 克。10 剂，水煎服，日 1 剂，分 2 次服。

2008 年 3 月 31 日四诊：疗效显著，自觉症状微有乳房肿块疼痛，但肿块缩小变软。中医属肝气瘀滞所致。方剂调整为：川芎、当归、熟地、白芍、路路通、王不留行、蛇舌草、鱼腥草、公英、元胡、夏枯草、桑枝、通草、郁金、鸡血藤、地龙、蝉蜕各 8 克，甘草 6 克，丹参 12 克。15 剂，水煎服，日 1 剂，分 2 次服。

2008 年 4 月 18 日五诊：疗效很好，自觉症状消失，舌苔基本没有黄腻，

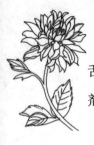

舌质也没有那么深红。经期间也没有乳腺不适疼痛。为巩固疗效同四诊方剂去鱼腥草加何首乌12克。30剂，水煎服，日1剂，分2次服。

2008年5月25日六诊：电话回访，症状已然消失。此次没有开药吃，提醒要定期复查B超，观察症状变化，以防反复。

例四：慢性结肠炎

陈某，男，33岁，2008年3月30日初诊。自诉大便不成形2年，伴胃脘胀，无泛酸，胸闷，咽喉不适，脉弦，苔白厚腻伴有齿状印舌。中医辨证为脾亏肾虚型，西医诊断为慢性结肠炎，治以：健脾固肾，消症化积。方药：参苓白术散合四神丸加减。党参15克，炒白术12克，云苓15克，生薏仁30克，陈皮6克，肉豆蔻9克，淡吴萸6克，野葡萄藤30克，方儿茶12克，五倍子10克，北芪20克。5剂，水煎服，日1剂，分2次服。

2008年4月6日二诊：舌质白，苔少并有齿痕舌。大便还是不易成形。方剂：党参12克，茯苓15克，黄芪20克，炒白术15克，炮姜、补骨脂、元胡、白芍、甘草、五味子、陈皮各10克，石榴皮15克，艾叶9克，车前草15克。5剂，水煎服，日1剂，分2次服。

2008年4月22日三诊：有点口干上火症状，可是排便明显改善，舌苔依然是舌质白，苔少并有齿痕舌。方剂：党参12克，茯苓15克，黄芪20克，炒白术15克，元胡、甘草、五味子、陈皮各10克，石榴皮20克，艾叶9克，车前草15克，神曲10克，砂仁10克后下，苍术12克后下。此后针对肠道症状此方加减30余剂；水煎服，日1剂，分2次服。

2008年9月6日复诊：主述症状反反复复，舌质白，苔少齿痕舌。并且体检出轻度脂肪肝，总胆固醇高，血糖偏高，谷丙转氨酶高。经过四诊合参（中医辨证，主述，病史，体检），方剂如下：红参根，黄芪，白术，炮姜，补骨脂，当归，元胡，木香，泽泻，白芍，儿茶，甘草，黄连，柯子，槐花，莲子肉，苡仁，砂仁，桔梗，白芷，茯苓，山药，五味子，茯神，石榴皮，地榆，远志，酸枣仁，陈皮，夜交藤，共研细粉 120 目，做成每次 6 克细粉，一日 2 次，共做 60 次，即一个月药量。

2009 年 3 月 12 日复诊：主述症状相对平稳，大便成形比较多。自述以下症状：巅顶热，失眠，大便先干后烂，饥饿发抖，有冷汗，有牙龈出血，血精。有乙肝史，尿酸高，甘油三酯高，谷丙转氨酶高，低密度脂蛋白胆固醇高。四诊合参（中医辨证，主述，病史，体检），方剂如下：红参 50 克，黄芪 50 克，白术 50 克，补骨脂 30 克，当归 50 克，元胡 100 克，木香 50 克，莲子肉 50 克，薏米仁 50 克，砂仁 50 克，桔梗 50 克，白芷 30 克，茯苓 50 克，山药 50 克，五味子 30 克，茯神 50 克，地榆 30 克，百合 50 克，丹皮 50 克，陈皮 50 克，酸枣仁 50 克，郁金 50 克，板蓝根 50 克。做成每次 6 克细粉，一日 2 次，共做 60 次，即一个月药量。

2009 年 5 月 18 日复诊：易醒有小便，易烦躁头热眼乏力，胃胀有痛，牙龈出血，肝功尿酸高。方剂如下：人参 50 克，黄芪 50 克，白术 50 克，当归 30 克，元胡 100 克，砂仁 30 克，桔梗 30 克，白芷 20 克，茯苓 30 克，山药 50 克，百合 30 克，丹皮 20 克，郁金 50 克，板蓝根 30 克，白茅根 30 克，白芍 30 克，远志 30 克，木瓜 30 克，土茯苓 30 克，柴胡 30 克，甘草 30 克，菟丝子 30 克，覆盆子 30 克，槟榔 30 克，六月雪 30 克，平地木 30 克，灵芝 100 克，五味子 30 克。做成每次 6 克细粉，一日 2 次，共做 60 次，即一个月药量。

2009 年 10 月 14 日复诊：饭后胃胀，眼怕光，伴乏力，大便偏烂，舌苔微黄，脉象细。方剂如下：香附 30 克，莱菔子 30 克，陈皮 30 克，山药 30 克，党参 30 克，茯苓 30 克，神曲 30 克，山楂 30 克，砂仁 30 克，木香 30 克，甘草 30 克，黄连 30 克，槟榔 30 克，厚朴 30 克，郁金 30 克，黄芩 30 克，泽泻 30 克，枸杞子 30 克，黄芪 30 克，人参 30 克，远志 30 克，当归 30 克，白术 30 克，益智仁 30 克，白芍 30 克，百合 30 克，元胡 30 克，

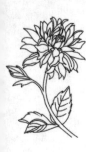

五味子 30 克。做成每次 6 克细粉，一日 2 次，共做 60 次，一个月药量。

2010 年 3 月 20 日复诊：胃肠症状基本消失，大便也成形了，次数基本正常，舌苔淡白，苔少，脉平和。并且有复检，各个指标基本正常。此次没有开药。至今没有反复症状；建议 3 年左右可以适当的调理，做养生预防胜过治疗。

例五：慢阻肺及肺心病

孔某，女，2007 年初诊时 83 岁。主述头晕头痛心慌咳嗽 30 余年，最近症状加重。病史及检查：眩晕症；慢阻肺；冠心病心律失常，心功能 II 级；高血压病 160/100mmHg；肺心病。曾用药地高辛 0.125 毫克，每日一次，谷维素 20 毫克，每日 3 次，倍他乐克 6.25 毫克，每日 2 次，西比灵 5 毫克，每日一次。严重时在医院用过西地兰针 0.4 毫克，辅酶 A、VB_6、VC针，阿奇霉素，头孢曲松钠。一般一发作就用打针或是吃单一西药方式治疗。当时在医院门诊接诊时，病情比较急，气喘咳嗽心慌，也是用头孢曲松钠 2.0 克，能量一组；缓解后建议吃中药长期调理。于是 2007 年年初诊到 2010 年 1 月 30 日，经过多次复诊调理治疗，病情明显得到很好的控制；自用中药调理后大约半年，就没有吃任何西药治疗。方剂如下：石菖蒲 15 克，远志 10 克，钩藤 12 克后下，天麻 15 克，元胡 12 克，瓜蒌皮、苏子、苏叶、柴胡、罗布麻、合欢皮、黄芪、麦冬、白术、淡竹叶、茯神、党参、五味子、茯苓、枸杞子各 10 克，甘草 6 克。

2010 年 1 月 19 日复诊：脉浮数，苔白。有打喷嚏流鼻水口干伴有心慌。处理：柴胡 15 克，蝉衣 5 克，葛根、瓜蒌皮、罗布麻、钩藤、石菖蒲、黄芩、茯神、苏子、桔梗、百部各 10 克，石斛 15 克，细辛 2 克，浙贝、栀子、党参各 8 克。5 剂，日 1 剂，水煎服。服后感冒痊愈，期间有出大汗虚脱症状。

2010 年 2 月 9 日复诊：主诉头晕有时咳嗽白痰，气急、失眠。处理：

通经络，安神，镇咳。石菖蒲15克，合欢皮12克，钩藤12克后下，天麻15克，元胡12克，瓜蒌皮、苏子、苏叶、罗布麻、合欢皮、黄芪、麦冬、白术、淡竹叶、茯神、党参、五味子、茯苓、枸杞子各10克，甘草6克，紫丹参、制半夏、沙参、泽泻各8克。15剂，日1剂，水煎服。疗效平稳。

2010年3月14日复诊：心慌，烦躁，失眠，气急比较严重。要求输液急用治疗。最后处理意见为：1.7克天然牛黄粉分5次服用，在必要时：比如这次心慌，烦躁，气急症状比较严重就用一次牛黄粉。方剂：石菖蒲15克，合欢皮12克，钩藤12克后下，天麻15克，元胡12克，瓜蒌皮、苏子、苏叶、罗布麻、合欢皮、黄芪、麦冬、白术、淡竹叶、茯神、党参、五味子、茯苓、枸杞子各10克，甘草6克，紫丹参、太子参、牡蛎、龙骨各10克。疗效平稳。

在2010年6月29日复诊：有头晕，脸肿，腿肿，咳嗽有痰，乏力症状。同上方加通草12克，车前子15克，去龙骨，牡蛎，麦冬。

在2011年6月25日复诊：依旧以咳嗽，气急，心慌为主要症状。血压为150/80mm Hg。处理：罗布麻15克，钩藤、元胡、党参、丹参、王不留行、桑白皮、瓜蒌皮、五味子、石菖蒲、天麻、竹叶、黄芩、苏叶、桔梗、射干各12克，苏子、木蝴蝶、海浮石各10克，甘草6克。疗效一直平稳，此方加减吃到2012年5月，才有波动。

2012年5月8日复诊：手脚肿得影响活动，人累，伴有胸闷咳嗽泡沫白痰，脉沉细，舌大，脉率不齐。处理：香薷12克，北杏仁、冬瓜仁、白芍、麦冬、太子参、桔梗、陈皮、石菖蒲、罗布麻、钩藤、丹参、海浮石、竹叶、千层纸、五味子、浙贝、炒苏子、莱菔子、天麻、桑白皮各10克，淫羊藿15克，甘草6克。

2012年6月16日复诊：主要还是轻微咳嗽，气急，没有其他不良症状。还是坚持中药调理方剂，罗布麻15克，钩藤、元胡、党参、丹参、王不留行、

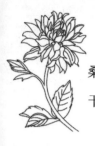

桑白皮、瓜蒌皮、五味子、石菖蒲、天麻、竹叶、黄芩、苏叶、桔梗、射干各 12 克，苏子、木蝴蝶、海浮石各 10 克，甘草 6 克。

例六：乙肝转氨酶高伴有脂肪肝

张某，男，36 岁，于 2010 年 2 月 25 日初诊：1. 中医诊断，脉弦数，舌红黄厚苔伴有齿痕舌。湿热体质明显；2. 主诉：易疲劳，易胃胀，口气重，脸黄，还易感冒；3. 病史：小三阳；4. 体检显示：有中度脂肪肝，谷丙转氨酶高，甘油三酯高。综合四诊合参处理意见：降脂，护肝功降转氨酶。方剂如下：赤芍 150 克，大黄、茵陈、板蓝根、车前子、郁金、苍术、白鲜皮、丹皮、泽泻、厚朴、枳壳、丹参、五味子、党参、革薢、金石斛、败酱草、陈皮、甘草、三棱、鳖甲、佛手、太子参、虎杖各 35 克，白术、茯苓、栀子、黄芪、龙胆草、黄连、沙参、神曲、白芍、野灵芝粉各 40 克，小头花旗参 100 克。加工粉碎做成 20 克一小包的药茶粉，共计 60 小包，每次一包，每日两次；用开水在闷烧杯 30 分钟或在锅里煮 10 分钟即可去渣服用。除有方便携带，不用煮药的好处外，还有对肝炎肝功有保护作用。俗言道："是药三分毒。"肝本身就是解毒脏器，因此大量中药治疗未必好，所以采用小火慢攻的策略。

2010 年 3 月份复诊：自觉症状缓解，口气减轻，胃胀消失。同上方加枸杞子、平地木、六月雪配合粗茶粉。同样 60 小包粗粉，每包约 20 克，每日 2 次，刚好 30 天的药量。

2010 年 5 月 1 日复诊：脸色明显没有那么黄，脉象湿热症候也减轻了。由于工作调离异地，吃药就算药茶也不太方便，何况小三阳是慢性疾病，肝功异常调理需要时间比较长，就帮他制定水丸制剂，方药基本同初诊，只是药丸制法相对麻烦一些。就做了 60 天的药丸，每次 10 克药丸，每日 2 次。

2010 年 8 月 25 日复诊：由于吃药刚好半年，要求他体检观察；体检显示：除了 AST 有些升高，其他都在降低好转。给出新的方案：除吃药外，还得注意工作，休息，饮食，锻炼等方面；继续服用中药水丸到2011年6月份。期间每月建议休整 7 ~ 10 天间歇吃药，给予自身调节的时间，会对药效吸收的效果更好和有效起到保护肝脏的作用。

2011 年 10 月 15 日复诊：脸色比较正常，人乏力也好转了，也很少感冒了。于 2011 年 10 月 9 日再一次体检显示：有轻度脂肪肝，总体检查结果非常满意，肝功基本正常，血脂还略有偏高。建议严谨饮食和改熬夜的坏习惯，并建议常用洋参和石斛泡茶煲汤起到保肝护肝的功效。

例七：男性不育症

韩某，男，24 岁，于 2008 年 11 月 9 日初诊：主诉结婚 2 年没有生育，脉弦，苔白舌淡，伴有腰酸，早泄，小便偶有灼热感。体检：精子活率：50%。A 级精子：0.00%，B 级精子：3.75%。B 超检查显示：睾丸正常，双附睾尾稍大，伴低回声结节，左侧精索静脉曲张，其他检查未见异常。根据精液参数中前向运动的精子 (a 和 b 级) 小于 50% 或 a 级运动的精子小于 25% 的病症，称为弱精子症又称精子活力低下。建议先药物调理 3 个月，再观察是否结合其他方法治疗。韩先生根据医生所开药方按时服药，初诊药方如下：巴戟天、淫羊藿、太子参、黄精、桑葚子、枸杞子、龙眼肉、黄芪、杜仲、桑寄生、狗脊、覆盆子、紫河车、牛膝、五味子各 12 克，当归 10 克，菟丝子、杜仲、蛇舌草、元胡各 15 克，制附子 6 克先煎 1 小时。水煎服，两煎兑一煎，最后烊化鹿角胶 12 克分两次服用，5 剂，每日一剂。

2008 年 11 月 14 日二诊：主诉没有不良症状，腰酸缓解些，其他没有变化，问其并没有上火症状。处理：巴戟天、淫羊藿、黄精、桑葚子、枸杞子、黄芪、金樱子、杜仲、桑寄生、狗脊、鸡血藤、覆盆子、元胡、牛膝各 15 克，太子参、当归、蛇舌草、五味子、补骨脂、紫河车各 10 克，鹿角胶 12 克烊化，制附子 10 克先煎 1 小时。5 剂，日一剂。

2008 年 11 月 19 日三诊：脉象舌诊还是反映寒性体质。方剂如下：巴

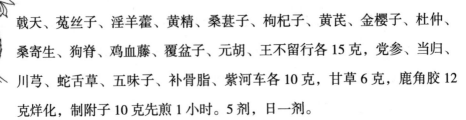

戟天、菟丝子、淫羊藿、黄精、桑葚子、枸杞子、黄芪、金樱子、杜仲、桑寄生、狗脊、鸡血藤、覆盆子、元胡、王不留行各15克，党参、当归、川芎、蛇舌草、五味子、补骨脂、紫河车各10克，甘草6克，鹿角胶12克烊化，制附子10克先煎1小时。5剂，日一剂。

2008年11月24日四诊：脉弦无力，舌淡，苔白，阳气不足的表现。处理：巴戟天、菟丝子、淫羊藿、黄精、桑葚子、枸杞子、黄芪、金樱子、杜仲、狗脊、鸡血藤、元胡、王不留行各15克，当归、川芎、蛇舌草、千斤拨、补骨脂、龙眼肉、紫河车各10克，甘草6克，鹿角胶12克烊化，人参10克和制附子8克先煎1小时。5剂，日一剂。

2008年11月29日五诊：从脉，舌诊感觉的阳气不足稍有改善。处理：巴戟天、菟丝子、淫羊藿、黄精、桑葚子、枸杞子、熟地、黄芪、党参、金樱子、杜仲、狗脊、鸡血藤、元胡、王不留行、路路通各15克，当归、川芎、蛇舌草、千斤拨、补骨脂、龙眼肉、紫河车各10克，鹿角胶12克烊化，人参10克。5剂，日一剂。

2008年12月4日六诊：主诉腰酸乏力症状基本消失，早泄也有缓解。处理：巴戟天、菟丝子、淫羊藿、黄精、枸杞子、熟地、白芍、黄芪、党参、杜仲、狗脊、鸡血藤、元胡、王不留行、路路通各15克，当归、川芎、蛇舌草、千斤拨、补骨脂、龙眼肉、紫河车各10克，鹿角胶12克烊化，人参10克。5剂，日一剂。此后按此方基本加减少许，约30剂中药吃到2009年2月份，就再也没有复诊。

例八：痤疮（粉刺、暗疮、青春痘）

乔某，女，25岁，于2009年3月11日初诊：主诉口干口苦，脉象滑数，舌质偏向红色，舌苔黄腻，眼睛赤红，面部、额头、口周长痘伴有痘痕，月经推后7天，大便稍烂。体质湿热长痘。处理：白鲜皮50克，车前子50克，山药50克，黄连50克，草决明50克，首乌50克，泽泻100克，白芷30克，当归30克，白芍50克，丹参150克，丹皮100克，浙贝50克，连翘50克，黄芩50克，黄柏50克，赤芍50克，土茯苓50克，紫草30克，银花30克，茯苓50克，槐花50克，山豆根30克，牛蒡子30克，白术50克。加工粉碎做成20克一小包的药茶粉，共计60小包，每次一包，每日两次；用开水在闷烧杯30分钟或在锅里煮10分钟即可去渣服用。

2009年7月30日复诊：脉象滑数，舌质偏红色，舌苔黄，月经提前七天有2个月，大便不成形，有乳腺增生，眼干涩。处理：白鲜皮50克，车前子50克，山药50克，黄连50克，泽泻100克，白芷50克，当归30克，白芍50克，丹参100克，浙贝50克，连翘50克，黄芩50克，黄柏50克，赤芍50克，土茯苓50克，紫草30克，银花30克，茯苓30克，槐花50克，山豆根30克，牛蒡子30克，白术50克，加知母30克，川芎30克，香附20克，丹皮30克，黄芩20克，冬爪子30克。七白散：白芨、桃仁、白芷各50克，冬爪子30克，滑石粉30克，葛根50克，白术30克，杏仁、茯苓、白蒺藜各35克。加工粉碎做成20克一小包的药茶粉，共计60小包，每次一包，每日两次；用开水在闷烧杯30分钟或在锅里煮10分钟即可去渣服用。

2009年11月8日复诊：苔黄脉弦，面部没有新痘生长，前胸有痘，伴有痛经经期前烦躁。处理：白鲜皮50克，车前子50克，山药50克，黄连50克，泽泻100克，白芷50克，当归30克，白芍50克，丹参100克，浙贝50克，连翘50克，黄芩50克，黄柏50克，赤芍50克，土茯苓50克，紫草30克，银花30克，茯苓30克，槐花50克，山豆根30克，牛蒡子30克，白术50克，加知母30克，川芎30克，香附20克，丹皮30克，黄芩20克，冬爪子30克。加工粉碎做成20克一小包的药茶粉，共计60小包，每次一包，每日两次；用开水在闷烧杯30分钟或在锅里煮10分钟即可去渣服用。同时配合七白散：白芨、桃仁、白芷各50克，冬爪子30克，滑石粉30克，葛根50克，白术30克，杏仁、茯苓、白蒺藜各35克，过120目筛，配

合纯牛奶每次调用10～20粉涂脸，每次20～30分钟，再用清水冲掉。5～7天用一次，有美白、祛痘、去死皮的作用。之后2010年随访：面部、口周、额头部都没有新痘痘长出，脉象、舌苔都正常了。看到本人有一种焕然一新的感觉。面部又白又没有痘，甚至痘痕都变浅了。总之，疗效甚好。

例九：子宫肌瘤

董某，女，39岁，于2011年4月15日初诊。主诉有不规则出血30余天，脸色苍白伴有失眠，乏力，消化不良胃胀。病史：有子宫内膜息肉。体检显示：B超提示子宫大小正常，子宫前壁见一个低回声团，大小为9mm×8mm提示子宫肌瘤。白带白细胞++，左卵巢大小为29mm×23mm，内见20mm×14mm液性暗区。中医诊断：脉弦，舌淡苔黄。气血亏虚和血瘀症状明显。西医建议口服炔诺酮片20天，并配合输液消炎等。中医给她的建议是消炎3天后，吃中药茶调理，不吃炔诺酮片。方剂如下：紫丹参、茯苓、白芍、牡丹皮、牛膝、香附、车前子、泽泻、田七、三棱、莪术、鳖甲、龟甲、牡蛎、北芪、黄柏、元胡、续断、皂角刺、生蒲黄、郁金、白术、川芎、黄芩、山栀子、白人参、红花、甘草、紫草、败酱草、土贝母、当归、青皮、炒酸枣仁、太子参、神曲等分打碎做成中药粗茶粉共计1200克，并分60小包，每包约20克，每天两包，共计30天的药量。用法：只要用一碗半水煮10分钟或开水泡30分钟即可，过滤去药渣服用，每日2次，饭后30分钟服用。

2011年5月20日二诊：脉沉细，舌淡。不规则出血少了，还有消化不良胃胀症状。处理方剂：莱菔子、厚朴、乌药、陈皮、龙胆草、丹参、白芍、牡丹皮、牛膝、香附、车前子、泽泻、田七、三棱、莪术、北芪、黄柏、元胡、续断、皂角刺、生蒲黄、郁金、白术、川芎、黄芩、山栀子、路路通、红花、甘草、紫草、败酱草、土贝母、当归、炒酸枣仁、太子参、神曲等分打碎做成中药粗茶粉共计1200克，并分60小包，每包约20克，每天两包，共计 30 天的药量。用法：同上。

2011 年 7 月 9 日三诊：脉弦细，舌淡，苔微黄。不规则出血消失，失眠，乏力，胃胀症状改善。处理：灵芝、山豆根、龙骨、龙胆草、乌药、木香、丹参、白芍、牡丹皮、柴胡、牛膝、香附、车前子、泽泻、洋参、田七、三棱、莪术、北芪、黄柏、元胡、皂角刺、郁金、白术、川芎、黄芩、山栀子、路路通、红花、甘草、紫草、败酱草、土贝母、当归、炒酸枣仁、太子参、神曲等分打碎做成中药粗茶粉共计 1200 克，并分 60 小包，每包约 20 克，每天两包，共计 30 天的药量。用法：同上。

2011 年 10 月 19 日四诊：脉细有力，舌红，苔少。主诉症状都得到了改善，但有同房出血现象。2011 年 10 月 18 日体检 B 超：子宫前壁见一个低回声团，大小为 8mm×8mm，为小型子宫肌瘤，比之前有缩小的迹象。处理：紫丹参、柴胡、洋参、白蒺藜、白芍、牡丹皮、牛膝、桃仁、泽泻、田七、三棱、莪术、连翘、北芪、黄柏、苦参、元胡、续断、皂角刺、车前子、苍术、郁金、白术、川芎、黄连、山栀子、潞党参、红花、甘草、紫草、败酱草、土贝母、当归、赤芍、川楝子、太子参、旱莲草等分打碎做成中药粗茶粉共计 1200 克，并分 60 小包，每包约 20 克，每天两包，共计 30 天的药量。用法：同上。

2012 年随访，以上症状消失，再次体检 B 超已不再发现有子宫肌瘤，证明中药调理使子宫肌瘤再次缩小，以致 B 超无法显示。此次案例是比较成功的，源于患者积极配合疗程调理治疗，还有病人子宫肌瘤还在比较小的范围内就开始调理。

例十：抑郁症

周某，女，26 岁，于 2011 年 11 月 29 日初诊。主诉有幻影，幻听，焦躁不能入睡 2 个月。病史：有过宫外孕史；有吸毒史。体检异常显示：有异常心电图。在心理医院戒毒中心，接受治疗一个月，仍然没有控制。中医诊断：舌淡红，苔白，脉滑细数，脉率 110 次/分钟，自觉心慌手颤，

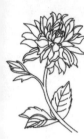

心悸怔忡，沉默寡言。经过询问是因感情内伤，致气血阴阳亏虚，心失所养；心脉不畅，引起以心中急剧跳动，惊慌不安，甚则不能自主为主要临床表现的病症。处理：柴胡、龙骨各 15 克，川芎、当归、熟地、白芍、夜交藤、枸杞子、山萸肉各 10 克，钩藤 12 克后下，决明子、鸡内金、石菖蒲、山楂、木瓜、香橼、罗布麻、白术各 12 克。7 剂日一剂，水煎服，分两次服用。

2011 年 12 月 12 日复诊：脉沉细，舌淡红。脉率 88 次 / 分钟。自觉心慌好转，幻影、幻听减轻。处理意见：做药茶粉比较合适调理她的情况。柴胡粉、黄芩、枳壳、乌药、元胡、丹参、丹皮、炒酸枣仁、山茱萸、枸杞子、山药、泽泻、百合、茯苓、茯神、北芪、白人参、当归、龙眼肉、龙骨、白术、甘草、潞党参、升麻、牡蛎、郁金、白芍、五味子、钩藤、天麻、鹿茸、陈皮、黄连、青皮、石菖蒲等分打碎做成中药粗茶粉共计 1200 克，并分 60 小包，每包约 20 克，每天两包，共计 30 天的药量。用法：只要用一碗半水煮 10 分钟或开水泡 30 分钟即可，过滤去药渣服用，每日 2 次，饭后 30 分钟服用。

2012 年复诊：各个症状基本消失，建议巩固一个疗程的药。抑郁发作以心境低落为主，与其处境不相称，可以从闷闷不乐到悲痛欲绝，甚至发生木僵。严重者可出现幻觉、妄想等精神病性症状。某些病例的焦虑与运动性激越很显著。建议心理治疗使患者有一定的理解领悟能力，能够持之以恒，在一定程度上能够忍受治疗过程中症状带来的痛苦，其实不是任何人都适合，但若能坚持会增加心理健康和社会适应能力，有效预防抑郁症的复燃复发。

注：中西医结合养生和治疗是根据在传统的中医基础上，望闻问切中医诊断；病人主诉；病史；体检报告。四诊合参，调理方案，以纯中药或中医经络为主要方式，视病情调理周期（一般为 120 天），复查以体检报告事实判断调理效果。

第六章 西医诊断采用中药的治疗和养生方剂

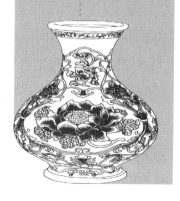

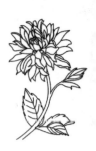

第一节　中西医同名不同病的概念

中医讲究的是辨证施治方能达到治疗的目的。比如，中医的肾虚指的是人体内脏的功能失调，而不是指肾脏有了病变。因此，肾虚并不等于肾脏有病。

一、肾功能不等于性功能

有些男性对于自己出现的早泄、性功能减退等病症，认为是肾功能不强所导致的，而肾功能不强，肯定就会肾虚，因此便要求医生给开一些补肾壮阳的药物。其实，"性功能""肾虚"和"肾功能"是三个不同的概念，彼此之间有一定的联系。

性功能包括人的性欲、性能力等诸多方面，男性性功能障碍表现为性欲减退、勃起功能障碍、早泄、遗精等。"肾虚"是中医特有的理论。从广义来说，几乎所有的身体疾病都可以归结为"肾虚"。大凡房事过度及劳累忧伤等都可直接或间接地损伤"肾"的功能，引起肾虚。

肾功能则是现代医学对肾脏生理作用的概括，是肾脏排泄体内代谢废物和调节体内水分的能力。解剖学上的肾是和性功能无关的。我们在日常生活中一定要区分这三个概念，在医生的指导下对症治疗，不要盲目补肾。

二、肾虚不等于肾病

中医的肾虚可以是疾病所致，也可以是衰老的结果，与西医的肾脏疾病不是一个概念。在治疗上，西医是以针对肾脏客观存在的病变进行药物或手术治疗的。而中医治疗肾虚则是一个"补"字。补肾成为男女皆宜和

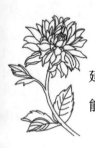

延年益寿的常用办法，但盲目的补肾并不可取，中医讲究的是辨证施治方能达到治疗的目的。

三、血虚不等于贫血

有不少人听到中医说自己"血虚"，便自认为是贫血，而私自购买治疗贫血的药物服用。实际上，中医的血虚和西医的贫血是两个完全不同的概念。西医所说的贫血，是指血液中红细胞的数量或红细胞中血红蛋白的含量不足。常见的贫血包括失血性贫血、营养不良性贫血、缺铁性贫血、自体免疫性溶血性贫血、肾性贫血、再生障碍性贫血等。因此，贫血必须针对不同的病因采取不同的治疗方法。

而中医所说的"血虚"，是指患者所出现的头晕眼花、心悸失眠、手足发麻、面色苍白或萎黄、妇女月经量少、闭经等一系列症候群的概括，它并不等于西医的某一种病。同时，在内、外、妇、儿各科病症中都可以见到血虚的症候。因为中医所指的血，不仅代表西医中的血液，而且还包括了高级神经系统的许多功能活动。故中医所诊断的"血虚"症，绝对不等于西医的贫血。

第二节　中医理法方药治疗西医诊断的疾病

我们常常为了治愈疾病都会看过西医后找中医看，或者看过中医后找西医看。在西医那里诊断出个"胃溃疡""冠心病""高血压"，然后开点降压的、护心的药物回家继续治疗。但是疾病是个很复杂的问题，因为人体本身就是个复杂系统的集合体。不仅仅是单纯的大脑加心脏、加胃、加肺、加肾脏的叠加。除了大脑、肺脏等组织间有机的结合外，还有各个组织的功能的协调。比如饿了，就要流口水。就像苏联科学家巴浦洛夫关于神经反射的一个实验，怎么做的呢？养只狗，到吃饭的时候摇铃铛，狗听见铃铛流着口水就过来了，然后喂食。如此反复，最后狗只要听见铃铛的声音就开始流口水。从听见铃铛到流出口水的过程是经过体内几个器官功能协作完成的结果。当这种协调性丧失时就得了病。所以说疾病是很复杂的，先吃着西药还是感觉不舒服，比如高血压感到头面发热。溃疡病怕冷，吃完饭胃胀。不舒服就要找医生看病，前面看完西医了，这次就看中医。或者现在医疗知识逐渐在普及，有些人看了点医书就考虑自己治疗。有些知识的误导，导致高血压病人想找点降压的中药，冠心病患者想找点护心的中药，或者有肝炎的患者找点可以消除肝炎病毒的药物、食物。没有这种情况？有。这对不对呢？按照西医的理论我们用了中药会不会出问题呢？

中医认为人得病与他自身的问题很大，是属于自身机能失调。比如有些高血压病中医认为是肝阳上亢，为什么上亢？就是老年肝肾阴虚，阴不能制约阳气，肝阳冲上来，所以表现出头晕、头痛、头面烘热。举个例子，薛蟠大家还有印象吧，就是薛宝钗的哥哥。娶个老婆叫夏金桂，是个河东狮吼，常常在家无理取闹。有次把薛姨妈气得胁下疼痛，就是肋下。后来宝钗几钱钩藤来煎汤服下，方才无事。这个钩藤具有清热平肝的作用。而薛姨妈大怒之下肝气横逆，肝阳爆亢，使用钩藤自然可以平肝气。

人体是一个很复杂的机体，每个人都有自己的特点，比如有些人胆子特大，有些胆子特小这就是差异。如果受气后一个会暴跳如雷，一个会暗气暗憋，时间久了就会得病，症状肯定不同，治疗也自然不同。

感冒人人都得，症状一样吗？不一样。你今年上半年的感冒和下半年一样吗？不一样。吃的西药不外乎银得菲、康泰克、感康。而中医要分感受的寒邪还是热邪，再看看这个人平时体质如何，然后处方给药。华佗曾

给两个军官看过病都是头疼身热，一个给的是泻下药，另一个是解表药，两个都好了。别人觉得奇怪，就问华佗，华佗说一个是头痛是外感，另一个是里热证。讲了这么多无非想告诉大家，当用中药治疗疾病时要考虑到中医的理论支持，不要按照西医的理论来指导自己使用中药，就像不能使用中医的理论来指导使用西药一样。

一、高血压

老年高血压病，以本虚标实为病机，临床辨证分为阴虚阳亢、气虚痰瘀、肝郁气滞、阴阳两虚四型，以中医中药为主，中西结合，可收满意疗效。

经过复方治疗高血压病临床系统研究的方剂，机理较为明确，疗效也较可靠。常用的有天麻钩藤饮，针对头晕、肢麻、头重脚轻等为佳；二仙合剂（仙茅、仙灵脾、巴戟天、黄柏、当归、知母）有一定降压作用，改善症状也佳，适宜于冲任不调及阴虚阳亢型高血压。六味地黄汤加味用于阴虚阳亢型；桂附地黄汤加味针对阴阳两虚或阳虚型的高血压患者，均是多用而有效的方剂。

小复方从降压方面入手也可选用。如：降压片（石决明、罗布麻叶、茺草、白芍、益母草、汉防己、寄生、丹参）、槐花饮（槐花、菊花、甘草）、复方降压片（醇提生地干浸膏、泽泻干膏、钩藤总碱）、压得平（三七、钩藤、茯苓、萝芙木总碱）、三石汤（生石决明、代赭石、灵磁石）、桑葚合剂（桑葚、牡蛎、钩藤）等。这类方剂与辨证方合用，临床更易发挥疗效。

经过单味临床治疗研究的许多单味药，同样有不同程度的降压效应和改善高血压症状的功效，单用或辨证治疗中加用，也为临床特色。现已明确有效的有汉防己甲素、葛根黄酮、钩藤、天麻、三七、臭梧桐、长春花、地龙酊、萝芙木、杜仲、牛膝、寄生、罗布麻、青木香、旱芹菜、延胡索乙素、野菊花、藜芦、青葙子、夏枯草等。

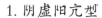

辨证论治

1. 阴虚阳亢型

症见头痛、眩晕、耳鸣、健忘、腰膝酸软、五心烦热、心悸少寐，舌红少苔，脉弦细数，治以滋阴潜阳，药用生地 20 克，玄参 15 克，枸杞 15 克，寄生 15 克，鳖甲 20 克（先煎），丹参 20 克，赤芍 15 克，勾丁 30 克（后下），菊花 15 克，陈皮 15 克，女贞子 15 克，旱莲草 20 克，甘草 9 克。方中生地养阴清热，玄参养阴生津，女贞子、旱莲草乃二至之剂，具有滋补肝肾之功，枸杞滋补肝肾，益精明目，诸药合同，滋肝补肾宗"壮水之主，以制阳光"之意。勾丁佐白芍，滋肝清热，熄风止痉，菊花明目清肝，鳖甲滋阴潜阳。寄生补肝肾，强筋骨。滋补肝肾与平肝潜阳药物合用一治本虚，一治标实，标本兼治，相得益彰，同时，陈皮理气，丹参祛瘀，于滋补之品用之有滋而不腻，补而不壅之意。

2. 气虚痰瘀型

症见头痛隐隐，头晕头重，昏蒙不利，胸闷纳呆，肢体麻木，短气乏力等，舌苔厚腻，舌质紫暗或有瘀斑或舌体肥大，脉弦沉或涩或滑，治以益气活血，燥湿化痰，药用黄芪 40 克，太子参 15 克，半夏 10 克，白术 10 克，泽泻 15 克，天麻 15 克，陈皮 15 克，当归 15 克，川芎 9 克，葛根 20 克，瓜蒌 15 克，首乌 15 克，甘草 9 克，方中黄芪补气升阳，利水消肿，太子参是补气药中一味清补之品，配黄芪以增疗效，白术甘温，攻专健脾运湿，安定中洲，有"脾脏补气第一要药"之称，佐半夏降逆止呕，燥湿化痰，天麻镇肝熄风，当归、川芎活血祛瘀。黄芪配当归，陈皮得"气行血行，气虚血瘀"之奥妙。上药合用，既能益气活血又能燥湿化痰。又瓜蒌开胸中气结，导痰浊下行，葛根升阳举陷，使清阳得升，浊阴下降，而头痛、

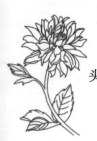

头晕、昏蒙自除，首乌滋阴补血以防阳燥之品太过之弊。

3. 肝郁气滞型

症见头晕、目眩、胸脘痞闷、太息则舒，郁烦则重，胁胀纳呆，舌苔薄白，脉弦细，治以舒肝健脾，行气解郁，药用柴胡15克，白芍15克，香附9克，川楝子20克，黄芪20克，北沙参15克，丹参20克，川芎15克，茯苓15克，炒白术12克，甘草9克。方中柴胡疏泄肝气而和肝用，白芍涵养肝血而补肝体，柴胡得白芍，舒肝气而不致疏泄太过，白芍得柴胡升散，补肝血不致遏郁气机，二药合用正合"木郁达之"之意。香附、川楝行血中气滞，气中血滞，疏肝解郁而不温燥。茯苓、白术一燥一渗，运利结合，益脾气而运湿，宗"治肝之病当先实脾"之意。更用沙参配黄芪不寒不热，味清气薄，补气而不壅滞，丹参一味形同四物，既可益气又可行气滞血瘀，重用川芎振升肝气，气机一转，则肝郁气滞得解。

4. 阴阳两虚型

症见头晕、头痛、面色无华、心悸气短、动则尤甚、神疲乏力，舌淡脉细，治以滋阴壮阳，活血健脾，药用附子10克，熟地15克，黄芪30克，鹿角胶10克（冲服），龟板20克（先煎），黄精15克，枸杞16克，女贞子20克，白术12克，丹参15克，三七10克，陈皮12克，甘草9克。方中附子禀纯阳而主动走而不守，熟地禀阴而静守而不走，二者合用，刚柔相济，动静结合，补而不腻，行而不散，补阳之中得以阴配，益阴之中得以阳助，更有黄芪、黄精、枸杞、女贞子补阴之中有助阳动。补气之中具填精之功，鹿角胶配龟板既可滋水填精又可益火助阳，二者合用得"善补阳者，必于阴中求阳，则阳得阴助而生化无穷，善补阴者，必阳中求阴，阴得阳升而泉源不竭"。陈皮、白术调畅气机，健脾和胃以助先天，丹参、三七活血化瘀使补而不滞。

据老年高血压病的发病特点，该病病机为本虚标实，守其病机特点，将老年高血压病辨证分为阴虚阳亢型、气虚痰瘀型、肝郁气滞型、阴阳两虚型。临床观察表明，该病早期以阴虚阳亢多见，中期以气虚痰瘀为主，后期在阴阳两虚的基础上出现风、痰、瘀等证。治疗依辨证为依据从肝、脾、肾三脏入手，治标重在肝脾，以调肝健脾为主，兼以活血化瘀，治本在肾，以滋阴助阳为重。老年高血压病以本虚为主，故在治疗中应平补平泻，慎用攻伐。

老年高血压病发展到三期时病变已累及心、脑、肾等多器官，并发症多，亦较明显，此时在中医辨证的基础上发挥西药降压迅速，疗效快优势大，采用中西结合，尽快控制血压，改善症状，防止心、脑、肾并发症的出现，达到事半功倍的效果。

说明中西医结合治疗比单一应用中药或西药疗效好，可以提高和改善患者的生存质量。焦虑症状随着躯体疾病的好转也可以缓解。提示高血压合并焦虑症状的患者，单纯针对高血压进行治疗往往不佳，而中西医结合会使症状很快得到不同程度地改善，且无明显不良反应，对临床治疗有一定指导意义。目前中医"证"的研究大多集中于血液循环、神经体液、脏器损伤、动态血压等方面，在分子生物学、相关基因方面的研究却相对不足，今后以基因作为高血压病辨证分型的切入点，有可能成为各学者研究中医辨证分型的新方向。

二、少白头

我们都不希望自己变成"少白头"，这个少白头是指青少年时头发过早变白，头发呈花白状。那么，如何有效治疗少白头呢？下面是中医验方来给我们解忧。

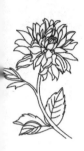

治疗少白头的方法：

1. 何首乌加生地可治青少年花白头及黄发

每次用何首乌 12.5 克、生地 25 克，先用白酒涮一下，将两种药放入茶杯内，用开水冲之，每天当茶饮，连续服用。水没色了换新药。半年后，头发开始变黑，脸色也红润了。一年以后，满头黑发。如果能坚持一段时间，见没有反复时再停药最佳。

2. 乌发丸治少白头

生地 60 克，熟地 60 克，丹参 60 克，侧柏叶 60 克，旱莲草 30 克，桑叶 30 克，女贞子 30 克，黑芝麻 60 克，制首乌 60 克。将以上诸药研制成蜜丸，每丸 9 克，每日服 3 丸，一般连服 3 个月至半年左右，可望见效。

提示：由于头发当中的色素颗粒是含有铁、铜、钴的混合物，因此白发者在日常生活中，要多吃一些含有这些元素多的食物，如小油菜、芹菜、海带、黄豆、紫菜、猪肝、鸡肝、桂圆、黑木耳。多吃含硫蛋白质：鸡蛋、牛奶、瘦肉、豆类、鱼贝、酵母等。多吃蔬菜、水果，因为它们含有许多构成发质所必需的微量元素。多吃维生素 B_6、维生素 E：维生素有预防白发和促进头发生长的作用。例如麦片、花生、豆类、香蕉、酵母、蜂蜜、蛋类及猪肝。尤其是中药的化学成分中的微量元素对白发、生发有很好的效果。头发主要成分是角蛋白，含有多种氨基酸及几十种微量元素。若缺铁和蛋白质头发就会变黄及分叉。缺植物油、维生素 A、蛋白质和碘时，头发会发干、无光泽及容易折断。缺维生素 B 群时会出现脂漏性皮炎及头发脱落现象。

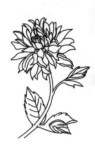

治疗脱发的中药偏方

对于脱发的治疗，很多人都信赖食疗，因其简单、安全、方便、治疗效果好，那么食疗的方法有哪些呢？

（1）维生素Ａ对于维持上皮组织的正常功能和结构的完善，促进生长发育起着重要作用。常食用丰富的维生素Ａ食物，如胡萝卜、菠菜、小油菜、韭菜、芹菜、苋菜、杏等，将对脂脱起到抑制效果。

（2）消除精神压抑感：精神状态不稳定，每天焦虑不安会导致脱发，压抑的程度越深，脱发的速度也越快。对女性来说，生活忙碌而又保持适当的运动量，头发会光亮乌黑，充满生命力。男性相反，生活越是紧张，工作越忙碌，脱发的机会就越高。因此，经常进行深呼吸、散步、做松弛体操等，可消除当天的精神疲劳。

三、流行性感冒

中医认为感冒是由于风邪乘人体御邪能力不足时，侵袭肺卫皮毛所致。四季之中，气候失常，如春应温而反寒，夏应热而反冷等，风邪易侵入人体而感冒，甚至引起时行感冒。本病一般以实证居多，如体虚感邪则为本虚标实之证。

1. 风寒夹湿

症状：恶寒少汗，头重如裹，肢体关节酸楚疼痛，咳嗽声重，鼻塞流涕，舌苔白腻，脉濡。

治则：疏风祛湿，散寒解表。

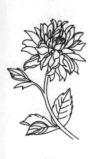

方药：羌活胜湿汤。羌活、独活、藁本、防风、甘草、川芎、蔓荆子。

加减：无汗可加豆卷、苍术；痰多加半夏、陈皮。

2. 外感风寒

症状：鼻塞声重，鼻痒喷嚏，流涕清稀，咳嗽痰多清稀，甚则发热恶寒，无汗头疼，肢体酸痛，舌苔薄白，脉浮紧。

治则：辛温解表，宣肺散寒。

方药：荆防败毒散。荆芥、防风、柴胡、川芎、枳壳、羌活、独活、茯苓、桔梗、前胡、甘草。

加减：风寒郁闭较甚，加麻黄、桂枝；咳痰较甚者，加杏仁、浙贝母。

3. 外感风热

症状：发热恶风，或微恶寒，头痛，鼻塞流浊涕，咳嗽痰黄，口干渴，咽喉红肿疼痛，舌边尖红，苔薄黄，脉浮数。

治则：辛凉解表，宣肺散清热。

方药：银翘散、银花、连翘、桔梗、薄荷、竹叶、生甘草、芥穗、淡豆豉、牛蒡子、鲜芦根。

加减：鼻塞头痛明显，加苍耳子、辛夷、白芷；咽痛较重，加元参、马勃、板蓝根；口渴甚，加天花粉；热甚，加黄芩。

注：在临床上，中医经络治疗感冒的效果也非常好。不管你是哪一种感冒，用热疗的效果非常好，能驱寒，对鼻塞、怕冷立竿见影。可以根据你的情况选择方法，比如有艾盐包的就可以加热使用，ATP、覆蜡疗、泥灸、热水袋等都可以使用，在北方的热炕、热火墙也可以起到这个效果。

四、肝炎

1. 阴虚内热（肝炎病毒携带者）

患者不发黄，多无症状，体检病毒携带。或乏力、困倦、五心烦热、胁肋胀痛、易怒、尿略黄、六脉细数无力、虚数、滑数。病机为疫毒入侵，耗血伤阴，用茵佩四物汤加减。

生地 30 克，川芎 30 克，地骨皮 25 克，丹皮 25 克，玄参 25 克，西洋参 20 克，郁金 25 克，板蓝根 50 克，白茅根 30 克，芦根 30 克。

水煎服。每副服 2 天，连服 3~4 个月以上，以脉转至迟缓为度。

2. 阳黄（急性肝炎）

多为急性发作，目黄，身黄，尿黄为主症。发热，口渴，身目黄色鲜明如橘皮色，常大便秘结，舌红，苔黄腻。也有不发黄，恶心、呕吐、高热者。脉弦数，滑数，双关滑大，以茵佩四物汤加减。

生地 30 克，川芎 30 克，地骨皮 25 克，丹皮 25 克，玄参 25 克。

水牛角丝 30 克，郁金 25 克，白茅根 30 克，芦根 30 克。

水煎服。每副服 2 天，连服 3~4 个月以上，以脉转至迟为度。

不眠加枣仁 25 克，柏子仁 25 克。

流血者加仙鹤草 75 克，侧柏叶 75 克。

3. 阴黄（急性肝炎）

多慢性发病，目黄、身黄、尿黄，黄如煤烟熏，黄色晦滞不明，食少纳呆，腹胀便溏，神疲乏力，舌淡白，苔腻，脉濡缓，右关虚，左关弦，右关弱小无力。用茵佩四君汤加减。

吴茱萸 25 克，附子 15 克，故子 25 克，木香 30 克，天南星 25 克，

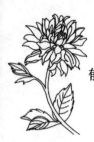

郁金 25 克，板蓝根 50 克。

水煎服。每副服 2 天，连服 3~4 个月，以脉转至迟缓为度。

4.缓解复发、反复发作（慢迁肝）

黄疸愈后，又出现面色晦暗，萎黄；头迷手，头晕，健忘，乏力困倦，心悸，气短、胸闷胸痛。

睡醒手麻，或腰膝酸软，浮肿，下肢按之没指，六脉沉细、细弱、微。此为劳损，损伤五脏；气血阴阳俱不足，用茵佩五苓散合八珍汤加减。

熟地 25 克，川芎 25 克，猪苓 30 克，木香 30 克，郁金 25 克，板蓝根 50 克。水煎服。

5.鼓胀（肝硬化、肝腹水、肝癌）

以腹部隆起为主要表现，渐至腹壁青筋暴露，伴心悸、气短、胸闷、乏力、困倦、饮食不振、腹胀，不能多食，腹大行动不便，舌质灰白、淡白、紫黯，苔白，脉沉缓、濡软、沉弦而细、脉结、脉涩。用实脾大戟饮，渐至脐突者难治。

大腹皮 25 克，槟榔 25 克，草寇 15 克，附子 20 克，厚扑 25 克，猪苓 30 克，木香 30 克，天南星 25 克，郁金 25 克，大戟 15 克。

水煎服。注意"大戟逐水反"，少食盐、淡盐饮食，腹水轻者去大戟，最好用药半年至一年以上。

肝癌加白花蛇草 30 克，半支莲 30 克，白英 30 克，八月扎 30 克，黄药子 50 克。

注：其中甲肝和戊肝可通过消化道传播，共用食具有传染的可能；而乙肝、丙肝是通过体液、血液和母婴传播。如果是在病毒活动期，患者需要到专科医院接受检查治疗。而一旦进入稳定期或只是单纯的病毒携带者，

包括乙肝大小三阳者，在日常生活、工作中，如同处一室、握手、拥抱、同桌就餐、共用厕所等无血液暴露的接触，一般也不会传染。所以，不要因为乙肝或丙肝病毒携带而疏远同事、朋友甚至是家人。

五、胃炎

胃炎是胃黏膜炎症的统称。常见病，可分为急性和慢性两类。急性胃炎常见的有单纯性和糜烂性两种。前者表现为上腹不适、疼痛、厌食和恶心、呕吐；后者消化道出血为主要表现，有呕血和黑粪。慢性胃炎通常又可分为浅表性胃炎、萎缩性胃炎和肥厚性胃炎。慢性胃炎病程迁延，大多无明显症状和体征，一般仅见饭后饱胀、泛酸、嗳气、无规律性腹痛等消化不良症状。确诊主要依赖胃镜检查和胃黏膜活组织检查。本病常见于成人，许多病因可刺激胃，如饮食不当，病毒和细菌感染、药物刺激等均可能引发本病。

1. 辨证

虚寒挟热。

治法：温中补脾，清热理气。太子参 10 克，吴萸 3 克，焦栀仁 9 克，枳壳 9 克，木香 9 克，薤白 9 克，香附 9 克，炒神曲 9 克，炙甘草 5 克。水煎服，每日 1 剂，日服 2 次。

2. 慢性胃炎的食疗养生方法

（1）肝郁气滞症

①菜汁炖蜂蜜。选鲜芹菜 120 克，鲜车前草 30 克，鲜白萝卜 100 克，将三者去泥沙、洗净，然后捣烂榨汁。将汁放置炖盅内，再加入适量上等蜂蜜，炖沸后服用。

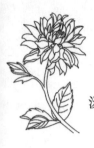

②佛手汤。佛手片 12 克，猪瘦肉 (或去皮鸡肉)50 克，切件，然后煮汤饮用。注意不宜久煎。

③金橘猪肚汤。金橘根 30 克，洗净切碎；鲜猪肚 1 个，洗净切碎。二者同时放砂锅内，加清水 1000 毫升煲汤，煲至 350 毫升左右，调味，饮汤食猪肚。

（2）脾胃虚寒症

①白胡椒猪肚汤。选白胡椒 15 克，稍打碎；鲜猪肚 1 个，洗净。将白胡椒放进洗净的猪肚内，加清水 20 毫升，然后用线将猪肚上下口扎紧。用文火煲 1 小时，调味后分次服食。

②参米粥。选用党参 25 克，洗净切碎；大米 50 克，洗净，在铁锅内炒至黄色。然后将二者与清水 1000 毫升一起放入砂锅内，煮至 350 毫升左右，分次食用。

③生姜羊肉粥。选新鲜瘦羊肉 250 克，切成薄小块；大米 100 克洗净；生姜 15 克，去皮，切成姜丝。先将羊肉加清水放入砂锅内煮烂，再放入大米，以中火煮成粥，待好时放入姜丝再煮片刻，即可分次食用。

（3）胃阴不足症

①霍山石斛粉。选用上等的霍山石斛研成粉末，以干燥的瓶子装好待用。每次以白开水冲服粉末约 1.5 克，早晚各服一次。

②沙参玉竹汤。选用北沙参 12 克，玉竹 9 克，淮山门克，枸杞子 10 克，野水鸭肉 150 克，切件。将上述五物共放于砂锅内，煮汤，分次饮用。

③石斛玉竹粥。选用大米 100 克，石斛 12 克，玉竹 9 克，大枣 5 个 (去核)。先将石斛、玉竹放入砂锅内煮水 600 毫升，后去渣，加入大枣、大米以文火煮粥食用。

（4）瘀血停滞胃脘症

①三七粉。选用生三七研末，每次 3 克，以温开水冲服，每日 2 次。

②生韭菜汁。选用新鲜韭菜500克，洗净捣汁温服，每次50毫升，每日2次。

③豆花鱼。赤小豆500克，玫瑰花15克，鲜活鲤鱼1条(500~600克)。先将鲤鱼剖杀去内脏，待用。然后，洗净赤小豆、玫瑰花，三物同放瓦锅内，加入适量清水煮烂，去掉玫瑰花，调味，分次食用。

3. 慢性胃炎最好吃什么？

注重软、烂、消化：食用的主食、蔬菜及鱼肉等荤菜，特别是豆类、花生米等硬果类都要煮透、烧熟使之软烂，便于消化吸收，少吃粗糙和粗纤维多的食物，要求食物要精工细作，富含营养。

保持新鲜、清淡：各种食物均应新鲜，不宜存放过久食用。吃新鲜而含纤维少的蔬菜及水果，如冬瓜、黄瓜、番茄、土豆、菠菜叶、小白菜、苹果、梨、香蕉、橘子等。吃清淡少油的膳食。清淡膳食既易于消化吸收，又利于胃病的康复。

4. 慢性胃炎不宜吃什么？

慢性胃炎患者忌食烈性酒(其他酒类也应少饮或不饮)、香烟、浓茶、咖啡、辣椒、芥末等刺激性强的调味品。不宜吃过甜、过咸、过浓、过冷、过热、过酸的汤类及菜肴，以防伤害胃黏膜。大量饮用碳酸饮料也会对胃黏膜造成不同程度的损害。

六、肺心病

慢性肺源性心脏病最常见者为慢性缺氧缺血性肺源性心脏病，又称阻塞性肺气肿性心脏病，简称肺心病，是指由肺部胸廓或肺动脉的慢性病变引起的肺循环阻力增高，致肺动脉高压和右心室肥大，伴或不伴有右心衰

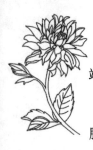

竭的一类心脏病。肺心病在我国是常见病，多发病。

中医中药治疗：中医认为本病主要征候为肺气虚，其主要表现为肺功能不全。治疗上宜扶正固本、活血化瘀，以提高机体抵抗力，改善肺循环情况。可选用党参、黄芪、沙参、麦冬、丹参、红花等。对缓解期中患者进行康复治疗及开展家庭病床工作能明显降低急性期的发作。

1. 一般治疗

根据体质的差异和急性期后恢复的情况不同，采取不同的调养方法。可进食一些清淡滋补而富有营养的食物，以利于机体的修复，忌辛辣刺激和鱼腥发物。体虚复感外邪、嗜烟是本病重要的诱发因素，因此慎起居，避风寒，注意保暖，严格戒烟，显得至关重要。

2. 固定方加减诊治

主要针对肺肾气虚夹有血瘀基本病机，治宜益气补肾为主，佐以祛痰活血。固定方：党参、黄芪各15克，蛤蚧，冬虫夏草（冲）各3克，熟地12克，核桃肉10克，磁石20克，丹参、橘红、法半夏、紫苏子各10~15克，五味子5~10克。

（1）若兼阴虚痰浊者：症见痰白量多，咳之即出，纳少、倦怠，苔白腻，脉滑或沉细无力，可去熟地、黄芪、蛤蚧、加苍术、白术、茯苓、厚朴各10克，砂仁5克（后下）。

（2）若兼阴虚痰热者：症见口干，心烦，手足心热，痰黄，不易咳出，舌红，苔薄黄而腻，永滑细数。去党参、黄芪、熟地，酌加南沙参、北沙参、麦冬，桑白皮、黄芩、海浮石之类。

（3）若兼心气虚者：症见心悸不安，脉结代或沉细。先服前述炙甘草汤加减方，脉结代改善后，再用本方调治。

3. 善后调治

对巩固疗效，减轻症状有辅助作用。在停药后、治疗中都可服用。下面的食疗方法，根据病情选用，也可交替服食，每日 1 餐。

（1）湿邪偏盛的痰喘咳症，补益脾胃、渗水利湿祛痰止咳。苏子粥：粳米 50 克，煮粥，另将紫苏子 15 克煎熬取汁倒入粥内，加冰糖少许食用。薏米橘红粥：薏苡仁 50 克，煮粥，半熟时加橘红 10 克，粥成后加适量白糖食用。

（2）肺虚突出的咳喘。黄芪粥：黄芪 30 克，煎汤去渣，用汤加入粳米 50 克，煮粥。

（3）肺虚有热，燥咳，咳血，老年性干咳无痰者。银耳汤：银耳 10 克，加冰糖蒸煮，加入水少量麦冬，具有滋阴润肺，益胃生津的作用。

（4）肾阴不足引起的虚热、口干、咳嗽等，滋补肺肾。天冬粥：天冬 30 克，捣烂取汁，加入粳米 50 克，煮粥。

（5）肺脾气虚咳、喘、自汗。百合杏仁粥：百合 50 克，杏仁 10 克，粳米 50 克，同煮粥。

（6）肾不纳气久喘不已中，征情尚稳定。芡实粉粥：芡实粉、核桃肉、红枣肉。先以粳米 50 克，以常法煮粥，再将以上三药各 10 克研碎入粥同熬。

另有以下 10 种饮食疗法可供参考使用

（1）经霜白萝卜适量，水煎代茶饮。萝卜有下气、止咳化痰的作用，适用于肺心病痰多者。

（2）生姜汁适量，南杏仁 15 克，核桃肉 30 克，捣烂加蜜糖适量，炖服。本方具有温中化痰、补肾纳气作用。肺肾气虚者适宜用本方。

（3）黑芝麻 15 克，生姜 15 克，瓜蒌 12 克。水煎服，日服 1 剂。该

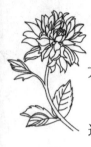

方具有润肺清肺、温中化痰的作用。适用于老年慢性肺心病人常食。

（4）炒白芥子6克，炒萝卜子9克，橘皮6克，甘草6克。水煎服。适用于肺心病急性发作时服用。

（5）紫菜15克，牡蛎50克，远志15克。水煎服。本方有祛痰、清热、安神之功。适用于夜间咳嗽重的病人。

（6）牛肺150~200克切块，糯米适量。文火焖熟，起锅时加入生姜汁10~15毫升，拌匀调味服用。牛肺乃血肉有情之物，以脏养脏，适用于肺虚咳嗽的病人。

（7）人参3~6克，核桃5枚。加水适量，煎汤服用。本方有健脾益气、补益肺肾之功效。用于咳而少气、自汗、乏力、食少纳呆者。

（8）苏子12克，粳米100克，冰糖少许。先将苏子洗净，捣碎，与粳米、冰糖一同入锅内，加水适量，先用武火煮沸，再改为文火煮成粥，每日分早晚两次温服。本方具有健脾燥湿、化痰止咳之功效。适用于咳嗽痰多、胸闷纳呆者。

（9）款冬花12克，冰糖10克，放入盅内，加适量水，隔水炖，去渣饮糖水。本方可起到益气养阴，润肺止咳的作用，适用于咳嗽气短，自汗盗汗者。

（10）冬虫夏草10克，鲜胎盘1个，放入盅内，加水适量，隔水炖熟服之。具有温补脾肾之功效，适用于喘咳遇冷加重、四肢不温者。

七、贫血

贫血是指全身循环血液中红细胞总量减少至正常值以下。但由于全身循环血液中红细胞总量的测定技术比较复杂，所以临床上一般指外周血中血红蛋白的浓度低于患者同年龄组、同性别和同地区的正常标准。国内的正常标准比国外的标准略低。沿海和平原地区，成年男子的血红蛋白如低

懂健康的人更长寿

于 12.5g/dl，成年女子的血红蛋白低于 11.0g/dl，可以认为有贫血。12 岁以下儿童比成年男子的血红蛋白正常值约低 15%，男孩和女孩无明显差别。海拔高的地区一般要高些。中医学中没有贫血的名称，但从患者临床所呈现的征候，如面色苍白、身倦无力、心悸、气短、眩晕、精神不振、脉见细象等，则相似于"血虚""阴虚"诸疾。一般可将贫血划入"血虚"或"虚劳亡血"的范畴，而"虚劳"是脏腑亏损、元气虚弱所致多种慢性疾病的总称。

一般缺铁性贫血不需要药物治疗，在饮食上调理一下就好的。多食用一些补血的食物，如猪肝、大枣、花生衣、藕，等等。

1. 儿童贫血的预防

第一，提倡母乳喂养。

因母乳中铁的生物利用率和吸收率均高于牛奶；4 个月后应添加蛋黄、肝泥、肉末、豆粉、煮烂的菜叶等含铁的辅食；牛奶喂养的小儿应提早于 2~3 个月添加。小儿时期每天铁的需要量为 10~15 毫克，青春期的女孩每天为 20 毫克，当每天提供的食物中铁的含量达不到这个要求时，应从补铁的药物中摄取。

第二，掌握科学喂养技能。

供给的食物一定要结合小儿年龄、消化功能等特点。营养素要齐全，其量和比例要恰当，食物不宜过于精细、过多含糖、过于油腻、调味品过于浓烈以及带有刺激性。其品种要多样化，烹调时不要破坏营养素，并且做到色、香、味俱佳，以增加小儿食欲。

第三，要多吃新鲜蔬菜、水果。

蔬菜、水果等富含维生素 C，有助于食物中铁的吸收。由于每一种食物都不能供给人们所必需的全部营养成分，所以膳食的调配一定要平衡。

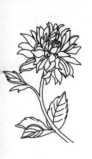

第四，纠正一些不良的进食习惯。

如强迫、引诱进食以及挑食、偏食，彻底治疗各种慢性失血性疾病。

2. 妊娠贫血食补

（1）人参粥。人参末（或党参末15克），冰糖少量，粳米100克煮粥常食，治疗贫血有一定作用。

（2）牛乳粥。粳米100克煮粥，将熟时加入鲜牛奶约200克，食之。可辅助防治妊娠贫血。

（3）菠菜粥。先将菠菜适量放入沸水中烫数分钟后，切碎，放入煮好的粳米粥内食之，防治贫血有一定效果。

（4）甜浆粥。用鲜豆浆与粳米100克煮粥，熟后加冰糖少许。可辅助治疗贫血。

（5）鸡汁粥。先将母鸡一只煮汤汁，取汤汁适量与粳米100克煮粥食。孕妇常食，可辅助防治贫血症。

（6）香菇红枣。取水发香菇20克，红枣20枚，鸡肉（或猪瘦肉）150克，加姜末、葱末、细盐、料酒、白糖等，隔水蒸熟，每日1次。常食，可辅助治疗妊娠贫血。

（7）大枣粥。大枣10枚，粳米100克，煮粥常食，防治妊娠贫血有一定作用。

（8）芝麻粥。黑芝麻30克，炒熟研末，同粳米100克，煮粥食之。孕妇常食，能辅助治疗妊娠贫血。

（9）枸杞粥。枸杞子30克，粳米100克，煮粥。孕妇常食，可辅助治疗妊娠贫血。

3. 老年人贫血食补

（1）食物多样，谷类为主。保证足够的营养，特别是铁元素及蛋白质的摄入量，多吃富含铁质的食物，如动物肝脏、黑木耳、芝麻酱、大枣、豆制品、绿叶蔬菜等。血红蛋白的主要成分是血红素和球蛋白。老年人在日常饮食中应摄入丰富的优良蛋白质食物，如瘦肉、蛋、乳、鱼虾、动物血、豆制品，多吃蔬菜、水果和薯类。常吃奶类等。

（2）积极参加体育锻炼，增强食欲。

（3）不要过分节制饮食，及时纠正偏食，要吃平衡膳食。

（4）患有老年人贫血在服用铁剂期间要忌饮茶水。宜饭后服用，需要用1~2个月，贫血才能得到纠正。

（5）每日适当多喝水。少用煎、炸的食物。

现介绍如下膳食疗法，供贫血患者选用。猪肝治贫血：猪肝100克，菠菜200克，红萝卜100克，加水炖熟，调味饮服。黑豆红枣糯米粥：黑豆25克，红枣15枚，糯米50克。上述三者用文火煮成粥，另加红糖20克，调匀服食。绿豆治贫血：绿豆25克、红枣10枚，红糖20克、绿豆在锅内煮开花，红枣煮熟、加糖食用。

4. 以下食品可调节贫血

莴苣

莴苣中碳水化合物的含量较低，而无机盐、维生素则含量较丰富，尤其是含有较多的烟酸。烟酸是胰岛素的激活剂，糖尿病人经常吃些莴苣，可改善糖的代谢。莴苣中的铁元素很容易被人体吸收，经常食用新鲜莴苣，可以防治缺铁性贫血。另外，莴苣中对高血压、心脏病患者更有益的钾离子含量丰富，是钠盐含量的27倍，有利于调节体内盐的平衡。

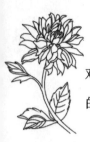

对于高血压、心脏病等患者，具有促进利尿、降低血压及预防心律紊乱的作用。

桂圆肉

桂圆肉中每100克含铁量大约是3.9毫克，在水果中也属含铁量相当丰富的，可用于贫血的食疗中，一般煲汤、煮粥为宜。但桂圆肉属于温热食物，对于孕妇、儿童不适合。

桑葚干

桑葚干是目前水果及其制品中含天然铁最丰富的，每100克含铁42.5毫克，无愧于水果中"补血果"的称号。一般建议将桑葚干煮粥吃，每日食用一碗桑葚粥不但可以补血，还可以美容，但孕妇慎用。

黑枣

干枣里最为推崇的是黑枣和蜜枣，它们每100克含铁量为3.7~3.9毫克，也算是补血食物中的佳品，干枣中还含有丰富的维生素C，维生素C是促进铁离子吸收的重要因子，让机体对铁的吸收事半功倍。但干枣含有丰富的膳食纤维，不利消化，所以每日不宜多食，而且最好是煲汤、煮粥食用。

紫葡萄干

紫葡萄是很好的补血水果。将葡萄晒制成干后，每100克含铁量为9.1毫克。而且葡萄在晒制过程中，最大限度地保留了葡萄皮（葡萄皮的营养含量远远高于果肉），也有利于葡萄干中一些稳定营养素的保留，如铁、锌、锰、蛋白质、抗氧化物质等。

八、湿疹

湿疹是一种常见的由多种内外因素引起的表皮及真皮浅层的炎症性皮肤病，一般认为与变态反应有一定关系。其临床表现具有对称性、渗出性、瘙痒性皮肤病、多形性和复发性等特点。湿疹是一种容易复发的皮肤病，治疗需要复发性专用药，也是一种过敏性、炎症性皮肤病，以皮疹多样性、对称分布、剧烈瘙痒反复发作、易演变成慢性为特征。可发生于任何年龄、任何部位、任何季节，但常在冬季复发或加剧有渗出倾向，慢性病程，易反复发作。

1. 湿热症

多见于急性湿疹。表现为皮肤发红，出现丘疹，或小米粒状红疹，顶端起水泡，痒，抓破后流水，浸淫成片，可结痂，伴口干少饮，小便色黄，苔黄腻，舌质红，脉滑数。

治宜清热祛湿，可从下列方中选用：①黄芩6~10克，黄柏10克，苍术10克，苦参12克，车前草15克，猪苓10克，水煎服。②土茯苓15~20克，薏米30克，木通10克，蒲公英20克，甘草3克，水煎服。③苦参50克，蛇床子30克，苍耳子15克，水煎取药液洗患处。④黄连10克，黄芩10克，煅石膏10克，煅甘石12克，冰片0.5克，共为细末混合备用。如皮肤糜烂流水则将药末撒在患处，流水不多或没破不流水时用香油调匀后外敷。⑤鲜马鞭草100克，水煎取药液，放冷后洗患处。⑥鲜马齿苋200克，水煎后取药液，湿敷患处。对皮肤糜烂流黄水者用之。

2. 虚实夹杂症

多为血虚脾弱与湿热夹杂，见于慢性湿疹。该症表现为湿疹日久不愈，皮肤粗糙变厚，抓破可流黄水，患处皮肤色暗滞，身倦乏力，苔腻，舌质淡嫩且胖，脉缓。治宜健脾养血，兼以清利，可选用：白术10克，云苓15克，当归10克，丹参15克，白芍10克，生地15克，地肤子15克，薏米30克，水煎服。

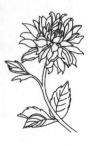

3. 食疗药膳

（1）绿豆薏米海带汤：绿豆 30 克，薏米 30 克，海带 20 克，水煎，加红糖适量服。每日 1~2 次。

（2）白菜根汤：白菜根 200 克，银花 20 克，紫背浮萍 20 克，土茯 20 克，水煎，加适量红糖调服，每日 1~2 次。

（3）白菜萝卜汤：新鲜白菜 100 克，胡萝卜 100 克，蜂蜜 20 毫升。将白菜、胡萝卜洗净切碎，按 2 碗菜 1 碗水的比例，先煮开水后加菜，煮 5 分钟即可食用，饮汤时加入蜂蜜，每日 2 次。

（4）薏米红豆煎：薏米 30 克，红小豆 15 克，加水同煮至豆烂，酌加白糖，早晚分服。

（5）马齿苋煎：鲜马齿苋 30~60 克，水煎，每日分数次服用，并可配合外洗。

（6）冬瓜汤：带皮冬瓜 250 克，切块，煮汤食用。

（7）黄瓜煎：黄瓜皮 30 克，加水煎煮沸 3 分钟，加糖适量，1 日 3 次，分服。

（8）绿豆海带粥：绿豆 30 克，水发海带 50 克，红糖适量，糯米适量。水煮绿豆、糯米成粥，调入切碎的海带末，再煮 3 分钟加入红糖即可。

九、荨麻疹

荨麻疹俗称风团、风疹团、风疙瘩、风疹块（与风疹名称相似，但却非同一疾病），是一种常见的皮肤病。由各种因素致使皮肤黏膜血管发生暂时性炎性充血与大量液体渗出，造成局部水肿性的损害。其迅速发生与消退、有剧痒，可有发烧、腹痛、腹泻或其他全身症状。可分为急性荨麻疹、慢性荨麻疹、血管神经性水肿与丘疹状荨麻疹等。

得了荨麻疹要及时远离过敏源，并选择专业药物进行治疗，以防病情恶化。

1. 血热症

皮疹红色，遇热则加剧，得冷则减轻，多夏季发病，苔薄黄，脉浮数。疏风解表，清热止痒。荆芥穗 6 克，防风 6 克，僵蚕 6 克，金银花 6 克，牛蒡子 9 克，丹皮 9 克，紫背浮萍 6 克，干生地 9 克，薄荷 5 克，黄芩 9 克，蝉衣 5 克，生甘草 6 克。水煎时间不宜过长，每日一剂，分两次凉服。忌辛辣、发物。

2. 气虚血热

皮肤瘙痒起疹，时隐时发，小如麻点，大如豆粒，为扁平硬节，高出皮肤，一旦搔破，则连接成片，舌暗苔白，脉弦。益气滋阴，祛风泻火。生黄芪 15 克，当归 10 克，生地 10 克，炒枳壳 15 克，白藓皮 10 克，地肤子 10 克，防风 10 克，连翘 10 克，桑叶 10 克，炒白芍 10 克，牛蒡子 10 克，玉竹 10 克，荆芥 3 克。水煎，分三次温服，以五剂为一个疗程。初愈后复发，可照原方再服，忌辛辣刺激之品。

3. 湿困脾土

发疹时四肢不温，脘闷纳呆，神倦身困重，口腻，腹胀便溏泄，舌淡苔白腻，脉沉滑。健脾除湿，疏风和血。多皮饮地骨皮 9 克，五加皮 9 克，桑白皮 15 克，干姜皮 6 克，大腹皮 9 克，白藓皮 15 克，粉丹皮 9 克，赤苓皮 15 克，冬瓜皮 15 克，扁豆皮 15 克，川槿皮 9 克。水煎，一日两服，忌辛辣油腻腥滋腻之品。

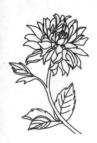

4. 荨麻疹不宜吃什么

一般容易引起过敏的食物有：食物蛋白、防腐剂、调味品、色素添加剂等，其中食物包括鱼、虾、蟹、贝类、鸡肉、鸭肉、鹅肉、猪肉、牛肉、马肉、狗肉、兔肉、竹笋、蒜苗、菠菜、茄子、西红柿、柠檬、芒果、李子、杏子、草莓、果酒、葡萄酒、黄酒、白酒等及鸡蛋、牛奶、巧克力、干酪等。饮食多选用清热利湿的食物。如绿豆、赤小豆、苋菜、荠菜、马齿苋、冬瓜、黄瓜、莴笋等。个人可根据自身情况加以区别。

十、牛皮癣

牛皮癣是一种常见的慢性皮肤病，其特征是在红斑上反复出现多层银白色干燥鳞屑，剥去鳞屑有明显的出血点。中医古称之为"白疕"，古医籍亦有称之为松皮癣。其特征是出现大小不等的丘疹，红斑，表面覆盖着银白色鳞屑，边界清楚，好发于头皮、四肢伸侧及背部。男性多于女性。牛皮癣春冬季节容易复发或加重，而夏秋季多缓解。

1. 口服纯中药制剂

治疗效果见效较西医稍慢，但治愈后不易复发且价格较为低廉。以下是几个中药治疗牛皮癣的配方。

（1）治疗牛皮癣的中药配方一：血热型配方

血热型牛皮癣患者多见于进行期，发病急，有点滴状红斑丘疹，新疹不断出现，旧疹不断扩大，炎症浸润明显，肤屑由少到多，痒，抓破后有皮损。

中药配方药：公英 15 克、紫英 12 克、丹皮 12 克、赤芍 10 克、麦冬 12 克、黄连 10 克、土茯苓 15 克、生地 15 克。

（2）治疗牛皮癣的中药配方二：脓包型配方

脓包型牛皮癣患者常发于进行期，有湿毒内蕴而郁结于血分。病程稍长，皮疹鲜红，皮损处有密布的针头或粟米大的脓包，有鳞屑、脓包1~2周后干燥结痂。

中药配方药：黄连10克、黄柏15克、公英12克、地丁12克、虎杖12克、银花12克、连翘12克、土茯苓15克、野菊花10克。

（3）治疗牛皮癣的中药配方三：血瘀型配方

血瘀型牛皮癣患者多见于静止期，病程较长。皮疹为斑块状、色暗红、鳞屑较厚，呈银白色，多发于女性及关节部，很少有新疹发生，但顽固难治，部分患者瘙痒明显。

中药配方药：桃仁10克、丹参10克、红花8克、生地12克、丹皮12克、薏米15克、土茯苓15克、川牛膝15克、黄柏15克、虎杖18克。

（4）治疗牛皮癣的中药配方四：血燥型配方

血燥型牛皮癣患者多见于消退期，病程较久的患者，红斑块呈弥漫扩散，上有多量的糖砒样或大片鳞屑不断脱落、甚痒。

中药配方药：当归10克、生地12克、白芍15克、麦冬12克、芦根15克、首乌12克、白鲜皮12克。

2.纯中药洗浴及外敷治疗

透骨草红花方

药材：透骨草30克、红花15克、苦参30克、雄黄15克、明矾15克、黄柏15克、金银花20克、蛇床子20克。制法：以上几味加水3000克，煮取药液2500克，待温备用。功用：活血通络，软坚润肤止痒。适用于牛皮癣、神经性皮炎、皮肤淀粉样变等。用法：用小毛巾蘸药液反复温洗患部，每日3~4次，每次15分钟。有一些事项需要特别注意，药液洗浴

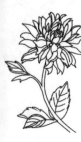

要防止烫伤，但温度过低影响药物有效成分的穿透性，效果差。皮损痊愈后应进行巩固治疗，治疗期间忌食辛辣刺激性食物。

十一、带状疱疹

带状疱疹是由水痘—带状疱疹病毒所引起的，以沿单侧周围神经分布的簇集性小水疱为特征，常伴有明显的神经痛。

1. 纯中药治疗

龙胆草 12 克、芦根 10 克、竹叶 10 克、栀子 10 克、车前草 10 克、茵陈 10 克、竹茹 10 克、牛蒡子 10 克、地丁 10 克、黄芩 10 克、蛇舌草 10 克、黄柏 10 克、生地 10 克、山药 10 克、板蓝根 10 克、柴胡 10 克、泽泻 10 克、甘草 3 克、茯苓 10 克、白茅根 10 克、元胡 10 克、蝉衣 5 克、陈皮 10 克、苏叶 10 克、薏米仁 100 克，一共 9 剂痊愈。

结合针剂：B_1B_{12} 和转移因子交替打 7 天。外用阿昔洛韦软膏和龙胆紫。

2. 局部治疗

口内黏膜病损：若有糜烂溃疡，可用消毒防腐类药物含漱、涂布，如 2%~2.5% 四环素液、0.1%~0.2% 氯己定或 0.1% 高锰酸钾液含漱；5% 金霉素甘油糊剂或中药西瓜霜，锡类散局部涂擦，撒布，0.1% 碘苷液涂布，具有抗病毒作用。

口周和颌面部皮肤病损：疱疹或溃破有渗出者，用纱布浸消毒防腐药水湿敷，可减少渗出，促进炎症消退，待无渗出并结痂后可用少量 3% 阿昔洛韦软膏或酞丁安软膏局部涂擦。

十二、青春痘

青春痘是美容皮肤科的最常见的病种之一，多发于青春期，又叫痤疮、面疱或粉刺、毛囊炎，通常好发于面部、颈部、胸背部、肩膀和上臂。临床以白头粉刺、黑头粉刺、炎性丘疹、脓疱、结节、囊肿等为主要表现。除儿童外，人群中约有80%~90%的人患本病或曾经患过本病（包括轻症在内）。痤疮是发生在毛囊皮脂腺的慢性皮肤病，发生的因素多种多样，但最直接的因素就是毛孔堵塞。

1.肺经蕴热症

主要表现为粉刺初起，红肿疼痛，面部瘙痒，可有口干，小便黄，大便干燥，舌红苔黄，脉象浮数。治疗以清肺凉血为主，常用的方剂是枇杷清肺饮，主要药物有：枇杷叶、桑白皮、知母、黄芩、银花、赤勺、生地、生石膏、生甘草等。

2.脾胃湿热症

主要表现为粉刺此起彼伏，连绵不断，可以挤出黄白色碎米粒样脂栓，或有脓液，颜面出油光亮，拌口臭口苦，食欲时好时坏，大便黏滞不爽，舌红苔黄腻，脉弦数治疗以清利湿热为主，常用的方剂是芩连平胃散，主要药物有：黄连、黄芩、白术、厚朴、蛇舌草、茵陈、六一散、生甘草等。

3.血瘀痰凝症

主要表现为痤疮日久，质地坚硬难消，触压有疼痛感，或者颜面凹凸如橘子皮，女性可有月经量少，痛经，经期痤疮加重等症状，舌暗苔薄，脉涩。多见于长期的慢性痤疮患者。治疗以活血化痰，软坚散结为主，常用的方

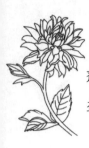

剂是大黄蛰虫散，主要的药物有：大黄、蛰虫、水蛭、蛇舌草、桃仁、红花、益母草、陈皮、白术、生甘草等。

4. 中医治疗

中药的优势：中药和食物一样是来源于大自然的矿物、植物、动物药，没有毒副作用。中药没有抗药性，可以持续运用直到根治疾病，这是中药的独特优势。中医代表验方有容洁散、仙草康肤散、枇杷散等。

（1）容洁散

组成：甘草、玄参、皂角刺、桃仁、金银花、蒲公英等。用法：一天三次，一次一袋，凉水送服。用药期间忌口烟、酒、生冷。

（2）仙草康肤散

组成：蛇床子、苍术、黄柏、苦参等。用法：一天三次，一次一袋。

（3）枇杷散

组成：枇杷叶15克、桑白皮12克、栀子15克、黄连10克、京赤芍10克、生槐花20克、防风16克、金银花25克、当归10克、甘草6克。用法：水煎服，每日1剂。十剂为1疗程，一般2~3个疗程可见效或治愈。

（4）百搭方

口服中药：白鲜皮50克、车前子50克、山药50克、黄连50克、泽泻100克、白芷50克、当归30克、白芍50克、丹参100克、浙贝50克、连翘50克、黄芩50克、黄柏50克、赤芍50克、土茯苓50克、紫草30克、银花30克、茯苓30克、槐花50克、山豆根30克、牛蒡子30克、白术50克、加知母30克、川芎30克、香附20克、丹皮30克、冬瓜子30克。

打成生粉：平均20克一包，每日两次，每次泡一包开水饮下。

外用七白散：白芨桃仁白芷各50克，冬瓜子30克，滑石粉30克，葛根50克，白术30克，杏仁、茯苓、白蒺藜各30克。根据皮肤选择牛奶、

蛋清，或淘米水。如干性皮肤就用纯牛奶最好，油性皮肤就用蛋清调和面膜；中性就用清水，或淘米水都可以。有祛痘、美白的效果。

十三、风湿性关节炎

风湿性关节炎是一种常见的急性或慢性结缔组织炎症，可反复发作并累及心脏。临床以关节和肌肉游走性酸楚、重着、疼痛为特征。属变态反应性疾病，是风湿热的主要表现之一，多以急性发热及关节疼痛起病。

1. 热熨疗法

防己 30 克、威灵仙 30 克、苍术 30 克、马钱子 10 克、生川、草乌各 10 克、南星 10 克、生姜 40 克、当归 30 克、木瓜 30 克、牛膝 30 克、樟脑 30 克、红花 30 克、防风 30 克、生半夏 7 克、生附子 6 克、桂枝 35 克。将上药共研末，用酒拌湿，装入布袋。将药袋围摊于关节周围，缠扎，外用热水袋热熨 30 分钟，每日 3~4 次。本法适于遇冷加重的寒痛。特别提醒：此药毒性大，用后要认真洗手。此方严禁内服。

2. 传统疗法

风湿性关节炎的传统治疗方法是益气养血，祛风除湿，搜风通络，化痰祛瘀。"治风先治血，血行风自灭。"民间治疗本病的良方妙药有以下两种。

（1）处方

海风藤、宽筋藤、忍冬藤、丁公藤、石楠藤、鸡血藤各 30 克。用法：共研细末，每服 2 克，日 3 次，28 天为 1 疗程。疗效：用药 1 疗程，有效率达 91%。

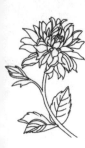

（2）药酒疗法

内服药方：白术、杜仲、仙灵脾各12克，全蝎、秦艽、防风、川乌、草乌、木瓜、牛膝、当归、川芎、金银花、麻黄、乌梅各9克，蜈蚣3条，白酒250毫升，红糖250克。制法：将药、酒共置陶罐内，布封口，泥糊紧，文火煎2小时后，埋地下或放进井水中，去火毒，1昼夜后滤渣取液备用。用法：每饭后服35毫升，日3次，10天为1疗程。外用处方：大血藤、络石藤、青风藤各30克，木瓜、没药各15克，牛膝、木防己、丹皮、乳香、田七各12克，桃仁、桑支各6克，白酒500毫升。用法：药浸酒内1周后用棉花沾药酒涂擦患处，日3~5次。疗效：治风湿性关节炎内服外擦1疗程见效，3疗程可愈。有效率达90%。

十四、肺炎

肺炎是指终末气道，肺泡和肺间质的炎症。其症状为发热，呼吸急促，持久干咳，可能有单边胸痛，深呼吸和咳嗽时胸痛，有小量痰或大量痰，可能含有血丝。幼儿患上肺炎，症状常不明显，可能有轻微咳嗽或完全没有咳嗽。应注意及时治疗。

1.肺炎中药方——风热犯肺

肺炎症状：咳嗽，痰盛，发烧，气喘鼻煽，无汗，舌苔薄白，脉浮数。

肺炎治法：清热解毒，辛凉透表。

肺炎方药：麻黄3克，杏仁9克，甘草6克，生石膏12克，银花6克，连翘9克，桔梗6克，芥穗12克，鲜芦根30克。水煎服。

肺炎按语：此属风温犯肺之证，故治以辛凉宣透达邪为主，佐以清热解毒，治以麻杏石干甘汤与银翘散化裁获效，可谓平淡神奇。

2. 肺炎中药方——邪热内结

肺炎症状：恶寒发热，咳嗽胸痛，无汗，恶心呕吐，腹痛便结，舌红苔黄腻，脉滑数。

肺炎治法：宣肺通腑，清泻热结。

肺炎方药：生石膏 45 克，瓜蒌 30 克，大黄 5 克，杏仁 10 克，知母 15 克，苍术 10 克，赤芍 15 克，柴胡 10 克，前胡 10 克，芦根 30 克。水煎服。

肺炎按语：温热之邪犯扰于肺，传于大肠，表里同病，故治以宣肺通腑、清泻热结之法。方用前胡、杏仁宣开肺气，生石膏、知母、瓜蒌、芦根清除里热，更用生大黄通泻腑气，釜底抽薪，以解上焦肺金之热壅，又配苍术运脾祛湿，以和胃气，柴胡疏肝清热，以舒中土，赤芍活血，以防凉寒过用有碍血行而使邪难解除。妙在大剂量使用生石膏，而稍佐以小量生大黄。配合主方，颇中病机。

3. 肺炎中药方——肺胃郁热

肺炎症状：身热有汗不解，咳嗽痰内见红，舌苔薄腻而黄，脉濡滑数。

肺炎治法：清宣肺胃而化痰热。

肺炎方药：嫩前胡 4.5 克，清水豆卷 12 克，水炙桑叶 9 克，金银花 9 克，连翘壳 9 克，光杏仁 9 克，象贝粉 4.5 克，黑山栀 9 克，生甘草 3 克。水煎服。

肺炎按语：风温，身热有汗不解，无形寒头痛之象，病邪由表入里，尚在卫、气之间。叶香岩谓"在卫汗之可也，到气才可清气"，故治以栀子豉汤法清气透卫。以其身热汗出，表卫已虚，故透卫仅取桑叶、豆卷等微辛微甘之品，勿令重虚其表，庶免汗多亡阳；以其已具脉数、苔黄之候，尚无烦躁、口渴等症，里热未炽，故清气只用银花、连翘、山栀等轻清之品，使药力不犯中下二焦，勿令药过病所。以其"未传心包，邪尚在肺"，

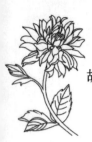

故以前胡、杏仁、象贝粉等宣肺化痰。

4. 肺炎中药方——痰热壅肺，木火侮金

肺炎症状：壮热不退，恶寒，午后更甚，咳嗽急促，痰稠量少，胸胁窜痛，咳嗽尤甚，口干苦，不饮食，小便黄涩，大便干燥，舌红苔黄白较厚，舌根腻，脉细数。

肺炎治法：清肺豁痰，平肝降火。

肺炎方药：龙胆草，草栀子，木通，泽泻，生地白花蛇，舌草，黄芩，法半夏，栝蒌仁（无药量记载）。水煎服。

肺炎按语：由于肝气郁结，气郁化火，木火刑金，肺金失肃，因而咳嗽阵作；肝胆火旺则口苦；肝气太过，故胸胁窜痛，性急易怒。方用龙胆泻肝汤清肝泻火，加小陷胸汤清热化痰开胸。

十五、不孕症

以育龄期女子婚后或末次妊娠后，夫妇同居 2 年以上，男方生殖功能正常，未避孕而不受孕为主要表现的疾病。

根据婚后是否受过孕又可分为原发性不孕和继发性不孕。原发性不孕指从未妊娠过；继发性不孕指曾有过妊娠，以后 1 年以上未避孕而未再妊娠。根据不孕的原因可分为相对不孕和绝对不孕：相对不孕是指夫妇一方因某种原因阻碍受孕或使生育力降低，导致暂时性不孕，如该因素得到纠正，仍有可能怀孕。

现代报道对针灸治疗不孕症的资料，早见于 20 世纪 20 年代至 50 年代，日本学者也发表灸治不孕的文章，并译入我国。但以后这方面工作开展很少。直到 80 年代，不仅重新引起重视，而且有了较深入地发展。主要从两方面进行，一是从传统中医学理论出发，辨证施治，国内国外都有人在做，颇有成效；另一方面则是从现代西医学的角度，用针灸方法促进排卵达到受孕。穴位刺激方法，除针刺外，尚采用电针、埋线、穴位激光照射及微波针灸等。

1. 中药调理方法

肾气虚：婚久不孕，月经不调，经量或多或少，头晕耳鸣，腰酸腿软，精神疲倦，小便清长，舌淡，苔薄，脉沉细，两尺尤甚。

治疗法则：补肾益气，填精益髓。方药毓麟珠加减：人参5克(另煎，兑服)，白术、茯苓、白芍(酒炒)、川芎、炙甘草、当归、熟地、菟丝子(制)、鹿角霜、杜仲(酒炒)各10克，川椒3克。水煎服，日1剂。

肾阳虚：婚久不孕，月经后期，量少色淡，甚则闭经，平时白带量多，腰痛如折，腹冷肢寒，性欲淡漠，小便频数或失禁，面色晦暗，舌淡，苔白滑，脉沉细而迟或沉迟无力。

治疗法则：温肾助阳，化湿固精。方药温胞饮加减：巴戟天、补骨脂、菟丝子各12克，肉桂、附子各5克，杜仲、白术、山药、芡实、人参各10克。水煎服，日1剂。

肾阴虚：婚久不孕，月经错后，量少色淡，头晕耳鸣，腰酸腿软，眼花心悸，皮肤不润，面色萎黄，舌淡，苔少，脉沉细。

治疗法则：滋肾养血、调补冲任。方药养精种玉汤加减：熟地、当归、白芍、山萸肉各20克，鹿角胶、紫河车各10克，龟板、炙鳖甲各12克。水煎服，日1剂。

寒客胞中，宫寒不孕：婚后不孕，月经后期，小腹冷痛，畏寒肢冷，面色青白，脉沉紧。

治疗法则：温经散寒。方用艾附暖宫丸，药用艾叶、香附、当归、续断、白芍、黄芪、生地黄、肉桂各10克，水煎服，日1剂。

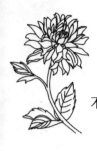

肝气郁结：多年不孕，月经愆期，量多少不定，经前乳房胀痛，胸胁不舒，小腹胀痛，精神抑郁，或烦躁易怒，舌红，苔薄，脉弦。

治疗法则：疏肝解郁，理血调经。方药百灵调肝汤加减：当归、赤芍、牛膝、通草、川楝子、瓜蒌、皂刺、枳实、青皮各10克，甘草5克，王不留行12克，柴胡5克。水煎服，日1剂。

痰湿阻胞：婚久不孕，形体肥胖，经行延后，甚或闭经，带下量多，色白质黏无臭，头晕心悸，胸闷泛恶，面色苍白，苔白腻，脉滑。

治疗法则：燥湿化痰，理气调经。方药举例：启宫九(经验方)：制半夏、苍术、香附(童便浸炒)、茯苓、神曲(炒)、陈皮、川芎各等份，共为细末，蒸饼为丸。

血瘀：多年不孕，月经后期，量少或多，色紫黑，有血块，经行不畅，甚或漏下不止，小腹疼痛拒按，经前痛剧，舌紫黯，或舌边有瘀点，脉弦涩。

治疗法则：活血化瘀，温经通络。方药少腹逐瘀汤加减：小茴香5克，干姜、延胡索、没药、当归各10克，川芎、肉桂各3克，赤芍、蒲黄、五灵脂各8克。水煎服，日1剂。

2. 药膳养疗

肾虚不孕型：婚久不孕，月经不调，量少色淡或色暗，质清稀无血块，头晕耳鸣，神疲乏力，腰膝酸软，性欲淡漠，小便清长，大便不实，舌淡，苔薄，脉沉细。

药膳可用：粳米100克，加清水煮沸，加羊肉100克，肉苁蓉15克，葱白3根，生姜3片，共剁成浆，煮粥，加盐服食，分2~3次服完。每日1剂，10~15日为1个疗程。

脾虚不孕型：婚后多年不孕，月经失调，或先期量多，或后期量少，色淡，头昏眼花，神疲乏力，心悸怔忡，消瘦，面色萎黄，胃纳欠佳，大便溏薄或秘结。带下增多，面目浮肿，夜寐欠安，苔薄，脉细。

药膳可用：糯米 500 克，水浸 1 夜，沥干炒热、磨细，加山药 60 克，研末调匀。每日清晨服食时，加砂糖、胡椒末，开水调食。

肝郁不孕型：婚后多年不孕，月经先后无定期，经色紫暗，质黏稠，烦躁易怒。经前乳胀，胸胁胀满，苔薄，脉细弦。

药膳可用：皂角刺 30 克，加水先煎 20 分钟，去渣取汁，加大米 50 克，煮粥服食。每日 1 剂，经期停用。

血瘀不孕型：婚久不孕，月经后期量少，色紫暗，有血块，经行腹痛，块下痛缓，下腹坠胀拒按，腹痛有定处，性情急躁，带下较多，有的宿有症瘕，舌边尖紫有瘀点，苔薄，脉弦涩。

药膳可用：子母鸡 1 只，宰后洗净去内脏，在腹腔内填入三七根 20 克，文火炖 1 小时以上，佐膳。

阴虚内热型：婚久不孕，月经先期，量少，色红，形体消瘦，两颧潮红，手足心热，口干不欲饮，小便黄赤，大便秘结，舌红，苔少，脉细数。

药膳可用：大米 100 克（洗净），枸杞子 30 克，黄柏 10 克（煎取汁），共煮粥，加白糖服食。

痰湿不孕型：婚后久不孕，形体肥胖，月经后期，甚或闭经。带下量多，质黏稠，面色苍白，胸闷泛恶，倦怠嗜睡；舌淡，苔白腻，脉滑。

药膳可用：薏苡仁 30 克，炒扁豆 15 克，山楂 15 克，大枣 100 克，红糖适量，共煮粥服食。每日 1 剂，排卵期后停服。

十六、失眠

失眠是指无法入睡或无法保持睡眠状态，导致睡眠不足。又称入睡和维持睡眠障碍，为各种原因引起入睡困难、睡眠深度或频度过短、早醒及睡眠时间不足或质量差等，常见导致失眠的原因主要有环境原因、个体因

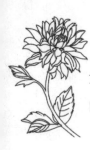

素、躯体原因、精神因素、情绪因素等。研究表明植物神经紊乱引起的失眠占绝大多数。

枸杞等冲泡法：枸杞30克，炒枣仁40克，五味子10克。和匀，分成5份。每日取1份，放入茶杯中开水冲泡，代茶频饮。或日饮3次，但每次不少于500毫升。

酸枣仁粉法：酸枣仁粉10克，绿茶15克。清晨8时前冲泡绿茶15克饮服，8时后忌饮茶水。晚上睡前冲服酸枣仁粉10克。凡心动过速及哺乳期妇女慎用。

党参等水服法：党参15克，麦冬（去心）9克，五味子6克，夜交藤、龙齿各30克。晚饭前温水服，留渣再煎，晚上睡前1小时再服，每日1剂。

保健疗法：每天按摩太阳穴，百会穴数次，用保健木梳梳头5分钟，从而保持心情舒畅，解除烦恼，消除思想顾虑。

饮食疗法：先取大枣、小麦水煎去渣取汁，纳入冰糖烊化顿服，每晚1次。

药粥疗法：取大枣，元肉，大米，砂糖适量。先取大米煮粥，待沸时加入大枣、元肉，煮至粥熟时，调入冰糖，再煮一、二沸即成，每日1剂。

敷足疗法：取朱砂，加糨糊适量调匀，置于伤湿止痛膏上，贴敷于脚心涌泉穴上，包扎固定，每晚1次。

十七、前列腺炎

前列腺炎是指前列腺特异性和非特异感染所致的急慢性炎症，从而引起的全身或局部症状。前列腺炎可分为非特异性细菌性前列腺炎、特发性细菌性前列腺炎（又称前列腺病）、特异性前列腺炎（由淋球菌、结核菌、真菌、寄生虫等引起）、非特异性肉芽肿性前列腺炎、其他病原体（如病毒、支原体、衣原体等）引起的前列腺炎、前列腺充血、前列腺增生和前列腺痛。

湿热下注型：症见小便淋涩赤痛，少腹拘急，会阴部胀痛，尿道口摘白浊，舌苔黄腻，脉滑数。治宜清热利湿，方选八正散加减：木通7克，车前子10克，黄柏10克，扁蓄10克，瞿麦10克，滑石20克，栀子10克，大黄6克，甘草5克。

脾虚湿盛型：症见小便混浊，面色不华，肢体困倦，不思饮食，舌淡苔白，脉虚。治宜健脾利湿、方选参苓白术散加减：党参10克，炒白术15克，茯苓24克，甘草6克，薏苡30克，砂仁7克，泽泻15克，当归10克，通草30克，陈皮10克。

气滞血瘀型：症见小便涩滞会阴及小腹下坠胀痛，前列腺肿大坚硬，舌紫暗，脉弦涩。治宜活血化瘀、行气通络。方选少腹逐瘀汤：桃仁10克，红花10克，当归15克，小茴香6克，川楝子10克，元胡10克，乌药10克，赤芍12克，泽兰15克，蒲公英30克。

肝肾阴虚型：症见尿道口常有白浊、会阴坠胀，腰膝酸软，潮热盗汗，舌红少苔，脉细数。治宜滋肝肾，清泄相火。方选知柏地黄汤加减：知母15克，黄柏10克，土地黄30克，玄参15克，泽泻15克，丹皮15克，茯苓30克，制首乌15克，黄精15克，白藤10克，丹参15克。

肾阳不足型：症见小便淋涩挟精，畏寒，腰膝酸冷，阳痿，早泄，舌质淡胖，脉沉弱。治宜温肾壮阳，方选金匮肾气丸加减：制附子10克，菟丝子10克，仙灵脾10克，续断10克，杜仲10克，黄精10克，当归15克，山药15克，茯苓24克。

注：中医专家组现配合高科技先进仪器共同开发研制成功"以毒攻毒疗法"采用蝎毒、蜈蚣、穿山甲、金边土鳖，以及中草药类的金樱根、凤凰藤、炮参等精制而成高效浓缩的"高效排毒剂"。此药高效力杀菌排毒，通利尿道，快速穿透前列腺包膜，药物直达病位高效杀支原体、衣原体、

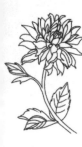

淋球菌，全面治疗急慢性尿道炎、前列腺炎、非淋菌性尿道炎、阴道炎、盆腔炎。经大量患者临床验证，用药很快症状消失，坚持服用治愈率非常高。

化解主要方如下：刺猬皮10克，金樱子15克，红花10克，炮穿山甲15克，元胡15克，川楝子10克，透骨草6克，蜂房6克，紫丹参15克，牛膝15克，蝎毒3克，蜈蚣5克，金边土鳖5克，凤凰藤12克，炮参10克，草薢15克，石韦15克。具体用药还要根据医生当时诊断你的病症用药，但这个主方可以加减治疗久治不愈的前列腺炎疗效甚好。

另外推荐个外用方：红花15克，紫草15克，乳香5克，没药5克，穿山甲10克，当归8克，透骨草6克。共研细末，过120目筛，加凡士林调成糊状。取胸膝位，以1：1000新洁尔灭消毒3次，术者戴无菌手套取药5克捏成团状，蘸少许石蜡油或植物油，以食指将药自肛门塞入送至直肠前壁，涂于前列腺附近，卧床休息30分钟，隔日上药一次。

十八、盆腔炎

女性盆腔生殖器官及其周围的结缔组织、盆腔腹膜发生炎症时，称为盆腔炎，包括子宫炎、输卵管卵巢炎、盆腔结缔组织炎及盆腔腹膜炎，可一处或几处同时发病，是妇女常见病之一。一般所指的盆腔炎症主要就是指的子宫、输卵管、卵巢出现的炎症的渗出、充血、水肿等一些炎性的表现。由于输卵管、卵巢统称附件，且输卵管发炎时常波及"近邻"的卵巢。因此，又有附件炎之称。

慢性盆腔炎以湿热型居多，治则以清热利湿。活血化瘀为主，方药用：丹参18克、赤芍15克、木香12克、桃仁9克、金银花30克、蒲公英30克、茯苓12克、丹皮9克、生地9克。痛重时加延胡索9克。有些患者为寒凝气滞型，治则为温经散寒、行气活血。常用桂枝茯苓汤加减。气虚者加党参 15 克、白术 9 克、黄芪 15 克。

外用方：紫花地丁、败酱草、赤芍、丹参各 25 克，制乳香制、没药各 15 克。加水煎至 200 毫升左右，每晚一次保留灌肠 30 分钟，10 天 1 疗程。

十九、乳腺增生

乳腺增生是女性最常见的乳房疾病，其发病率占乳腺疾病的首位。近些年来该病发病率呈逐年上升的趋势，年龄也越来越低龄化。乳腺增生症是正常乳腺小叶生理性增生与复旧不全，乳腺正常结构出现紊乱，属于病理性增生，它是既非炎症又非肿瘤的一类病。多发于 30~50 岁女性，发病高峰为 35~40 岁。

1. 内外兼治法

内服药方：中成药逍遥丸。

服法：每服 6 克，日 3 次，温开水下。

外敷处方：鸡血藤、丝瓜络、桑寄生、泽兰、红花、香附、川芎、连翘、瓜蒌、大黄、芒硝各 30 克。

用法：药用两个布袋分装，置锅中蒸热后洒酒少许，热敷患侧乳房 30 分钟，日 2 次，1 剂药用 10 次，10 天为 1 疗程。

疗效：内外用药 1~2 个疗程，治愈率达 95.6%。注意自己保持良好的心态。

2. 敷脐疗法

处方：蒲公英、木香、当归、白芷、山栀、薄荷各 30 克，紫花地丁、瓜蒌、黄芪、元胡、郁金各 18 克，麝香 4 克。

用法：药研细末，用酒精清洗肚脐部后擦干，填塞药粉 0.5 克，用棉

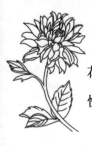

花轻柔按压，胶布固定，3 天换药 1 次，8 次为 1 疗程。月经过多及功能性出血者忌用。

疗效：敷脐 3 个疗程，有效率达 99.3%。

3.针刺治疗

取穴：以膻中、屋翳、合谷，足三里为主穴。肝郁气结者配太冲；肝肾阴虚者配太溪；伴有月经不调者配三阴交，伴胸闷困痛者配外关。

操作：以华佗牌 28 号 1~1.5 寸毫针在膻中穴向患者乳根部斜刺，屋翳穴亦斜刺向乳根部；余穴以直刺为主。捻转得气后膻中与屋翳两穴可接电针仪，采用疏密波，强度以患者能耐受为宜；余穴 10 分钟行针 1 次，随症补泻，每次留针 20 分钟，10 次为 1 疗程，疗程间隔 3~5 天；月经期治疗暂停，治疗期间其他治疗药物全部停服。

二十、子宫肌瘤

子宫肌瘤又称子宫平滑肌瘤，是女性生殖器最常见的一种良性肿瘤。多无症状，少数表现为阴道出血，腹部触及肿物以及压迫症状等。如发生蒂扭转或其他情况时可引起疼痛，以多发性子宫肌瘤常见。

1.敷贴法

（1）透骨草 15 克，独活 15 克，白芷 15 克，鳖甲 20 克，三棱 15 克，莪术 15 克，丹参 20 克，红花 15 克，赤芍 15 克。共轧为粗末，装入布袋后蒸热温熨下腹，每日 1~2 次，每次 20~30 分钟，每包可连续使用 5~7 次，10 天为 1 疗程，经期停用。

（2）蜣螂 1 条，威灵仙 10 克，分别焙干研末，用适量黄酒调敷脐中，膏药盖贴。每日 1 次，每次约贴 1 小时，经期停用。

（3）南星、白芥子各 15 克，厚朴、半夏、枳壳各 12 克，白芷、艾叶各 10 克，葱白 6 克。共研粗末，装入布袋后喷湿，隔水蒸半小时，趁热熨于脐下，每日 1 次，每次 20 分钟。每剂可连续使用 5~7 天，10 次为 1 疗程。

（4）半夏 10 克，葱白 6 克。共捣为泥，敷于脐中覆以伤湿膏，每日 1 换，5 天为 1 疗程。

2. 口服方剂

白术 25 克，苍术 25 克，茯苓 25 克，生姜 15 克，大枣 10 克，苁仁根 30 克，老丝瓜 30 克，牡蛎 20 克，紫丹参 15 克，牡丹皮 15 克，桃仁 10 克，牛膝 10 克，炮穿山甲 10 克，地鳖虫 10 克，皂角刺 20 克，三棱 12 克，莪术 12 克。选用时间据症酌定。

二十一、小儿秋季腹泻

小儿秋季腹泻，是指发生在 10~11 月份这个季节的腹泻，发病年龄以 6 个月 ~3 岁最多见。秋季腹泻的病原体有轮状病毒、ECHO 病毒、柯萨奇病毒。引起秋季腹泻的主要祸首是轮状病毒，目前尚无针对轮状病毒的特效药。秋季腹泻在临床上有三大特征，即感冒、呕吐、腹泻。

（1）苹果泥（适用于 6 月龄以上的小儿，每天 2 次，每次 30~60 克）或苹果汤（苹果 1 个洗净切碎，加盐 0.8~0.9 克，糖 5 克，水 50 毫升共煎汤分 2 次饮用），因其内含有鞣酸，也有止泻作用。

（2）熟苹果泥：把苹果切成两半，放在锅中隔水蒸烂。熟苹果泥含有丰富的矿物质和多种维生素，具有健脾胃、补气血的功效，对长期慢性腹泻具有治疗作用。

（3）山药 100 克，莲子 100 克，麦芽 50 克，茯苓 50 克，大米 500

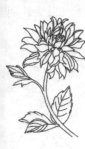

克共磨成细粉，加水煮成糊状，用白糖 100 克调服，日服 3 次。益脾祛湿，和胃止泻。治疗小儿肠胃功能紊乱，腹泻。

（4）丁桂儿脐贴：含用丁香肉桂等温性药物成分，对于小儿感受风寒，出现的吐泻有较好的疗效，并且是脐贴，使用方便，依从性好。无明显副作用，偶有局部过敏。对于秋季腹泻小儿，都可以选用此药，虽然没有 100% 的疗效，但配合其他药物，可收到事半功倍的作用。用法：脐部温水洗净后，贴脐，一天一夜后换。

（5）石榴皮煎汁服用：此药是一味收涩药，这个办法也是偏方的一种，有时有奇效，可作为备用方法，诸法无效后而试之。

（6）笔者小时受益的外用方：胡椒、肉桂、川椒、吴茱萸、小茴香、炮姜、葱根各 5 克，木香、苍术各 2 克，同粗盐 250 克炒热 5 分钟左右，用正方厚毛巾包好四角扎好，放在肚脐 30 分钟，一日 2~3 次，效果立竿见影。

二十二、小儿夜啼

夜啼是婴儿时期常见的一种睡眠障碍。不少孩子白天好好的，可是一到晚上就烦躁不安，哭闹不止，人们习惯上将这些孩子称为"夜啼郎"。

治法①：温脾散寒，行气止痛。

方药：乌药、高良姜、炮姜温中散寒，砂仁、陈皮、木香、香附行气止痛；白芍、甘草缓急止痛，桔梗载药上行，调畅气机。大便溏薄加党参、白术、茯苓健脾益气；时有惊惕加蝉蜕、钩藤祛风镇惊；哭声微弱，胎禀怯弱。

治法②：清心导赤，泻火安神。

方药：生地清热凉血，竹叶、木通清心降火，甘草梢泻火清热，灯心引诸药入心经。同时要注意避免衣被及室内过暖。大便秘结而烦躁不安者，加生大黄以泻火除烦；腹部胀满而乳食不化者，加麦芽、莱菔子、焦山楂以消食导滞；热盛烦闹者加黄连、栀子以泻火除烦。

治法③：定惊安神，补气养心。

方药：远志、石菖蒲、茯神、龙齿定惊安神，人参、茯苓补气养心。睡中时时惊惕者，加钩藤、蝉蜕、菊花以熄风镇惊。

推拿疗法：

① 分阴阳，运八卦，平肝木，揉百会、安眠（翳风与风池连线之中点）。惊恐者清肺金，揉印堂、太冲、内关；脾寒者补脾土，揉足三里、三阴交、关元；心热者泻小肠，揉小天心、内关、神门。

② 按摩百会、四神聪、脑门、风池（双），由轻到重，交替进行。患儿惊哭停止后，继续按摩 2~3 分钟。用于惊恐伤神症。

二十三、小儿手足口综合征

手足口病是一种能通过空气、唾液或粪便传染的疾病，大多数患病幼儿都是在幼儿园等集体场所被传染。发病初期先有发热、咳嗽、流涕和流口水等像上呼吸道感染一样的症状。患者手掌、脚掌和臀部皮肤会出现小丘疹，丘疹周围有红晕，顶部出现水疱。同时，嘴唇、舌、口腔里的水疱很快破溃而形成糜烂面。手足口病是由病毒感染引起的，感染源为疱疹液、咽喉分泌物、粪便污染的手、玩具等。

治疗手足口综合征中药选用与药理：金银花、连翘、黄芩、板蓝根、大青叶、柴胡、滑石、甘草、贯众、茵陈蒿（黄蒿）、生地、夏枯草、芦根、茅根各 10 克，伴发热加生石膏 20 克这些单味药多有抗病毒作用，对治疗手足口综合征有很好的疗效。

金银花：具抗菌作用。贯众：具抗毒作用，对柯萨奇 A_9、B_5 及其余多种病毒有对抗作用。连翘：具广谱抗菌作用，与金银花等组成的银翘散合剂在体外对 PR_8 流感病毒有消灭作用。黄芩：同样对 PR_8 流感病毒具抑制作用。板蓝根：治流感、疮疹、热毒发斑等。大青叶：临床用于抗病毒感染。

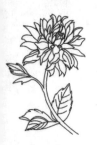

二十四、结膜炎

结膜炎是结膜组织在外界和机体自身因素的作用而发生的炎性反应的统称。虽然结膜炎本身对视力影响一般并不严重，但是当其炎症波及角膜或引起并发症时，可导致视力的损害。

结膜炎是眼科的常见病，但是其发病率目前尚未确定。由于大部分结膜与外界直接接触，因此容易受到周围环境中感染性（如细菌、病毒及衣原体等）和非感染性因素（外伤、化学物质及物理因素等）的刺激，而且结膜的血管和淋巴组织丰富，自身及外界的抗原容易使其致敏。俗称红眼病。

1. 局部治疗

（1）以局部用药为主。氧氟沙星眼药水和 4%~5% 吗啉双胍（ABOB）眼药水，白天可每 2 小时交替点眼一次。

（2）三颗针 20 克，黄连 5 克，春茶叶（干品）10 克，菊花 5 克，食盐 5 克，泡开水 200 毫升，放到杯中，可用一张纸把杯口全封住用皮筋固定在杯子上，在杯口中间去掉一小块纸片，用来熏蒸眼睛，一般 20 分钟，一天 2~3 次。

2. 口服治疗

桑叶、菊花、大青叶、荆芥、薄荷、当归、生地、川芎、决明子、丹皮、夏枯草各 10 克，桃仁、红花各 6 克，甘草 3 克，蝉衣 5 克。加水煎 20 分钟即可；再复煎 20 分钟。两煎兑一煎，分早晚两次服用。

二十五、白内障

白内障是发生在眼球里面晶状体上的一种疾病，任何晶状体的混浊都可称为白内障，但是当晶状体混浊较轻时，没有明显地影响视力而不被人发现或被忽略而没有列入白内障行列。根据调查，白内障是最常见的致盲和视力残疾的原因，人类约 25% 患有白内障。

1. 肝肾阴虚

治法：滋补肝肾。方药：杞菊地黄丸（《医级》）加减。枸杞子 10 克，菊花 10 克，熟地 15 克，山萸肉 10 克，泽泻 10 克，茯苓 10 克，菟丝子 10 克，当归 10 克，白芍 10 克，楮实子 10 克。阴虚有热，加知母、黄柏以滋阴清热；腰膝酸软，加杜仲、桑寄生以益精补肾，强壮腰膝。

2. 脾肾阳虚

治法：温补脾肾。方药：明目大补汤（《审视瑶函》）加减，生熟地各 15 克，白术 9 克，茯苓 15 克，党参 9 克，白芍 9 克，甘草 6 克，当归 9 克，黄芪 15 克，制附子 6 克，肉桂 6 克。脾虚湿停，大便溏薄，去当归，加薏苡仁、扁豆健脾渗湿；四末发凉，改肉桂为桂枝，并加细辛以辛温通阳；完谷不化，纳差者，加焦三仙以开胃化食。

3. 气血不足

治法：益气补血。方药：益气聪明汤（《东垣试效方》）加减。黄芪 15 克，党参 9 克，葛根 15 克，蔓荆子 9 克，炙甘草 6 克，当归 9 克，枸杞子 15 克。心虚惊悸，头晕少寐，加五味子、远志、茯神以养心宁神；若纳滞无味，加枳壳、焦三仙以利气和胃。

4. 肝热上扰

治法：清热平肝。方药：石决明散加减。石决明 12 克，草决明 12 克，

赤芍12克，青葙子12克，木贼12克，荆芥12克，麦冬12克，栀子9克，羌活9克，大黄6克。肝火不盛或脾胃不实者，酌去大黄、栀子；无外邪者，去荆芥，羌活；头痛目涩，生眵流泪，加蔓荆子、菊花、白芷以祛风止泪，清利头目；急躁易怒加柴胡、制香附以疏肝理气。

5. 阴虚挟湿热

治法：滋阴清热，宽中利湿。方药：甘露饮（《阎氏小儿方论》）加减。生熟地各15克，麦冬9克，枳壳9克，甘草6克，茵陈15克，枇杷叶9克，石斛9克，黄芩9克。若湿热重，酌去生熟地，加茯苓、厚朴、黄连等健脾清热利湿；若阴虚重，加枸杞子、菟丝子以滋阴补肾。

6. 其他疗法点药疗法：中药经提炼加工制成眼药水，据临床观察疗效较好，具有广阔的发展前景

（1）昆布眼药水：由昆布醇提取，配成0.1%剂量，同时配合三维眼药水（由维生素 B_1 0.02克、维生素 B_2 0.002克、维生素C 0.1克加蒸馏水100毫升）滴眼，治疗本症100例199只眼，在3个月的疗程中，视力改善的达62.3%。

（2）麝珠明目散：由麝香、冰片、珍珠及多种软坚散结药物的复方制剂。

（3）珍珠明目滴眼液：由珍珠、冰片精制而成，用以治疗本症250只眼，通过3个月的治疗，显效60眼，有效115眼，总有效率70%。

7. 验方

偏验方1：枸杞子20克，龙眼肉20枚，水煎煮服食，连续服用有效。能益精养血、滋补明目。枸杞子富含胡萝卜素、维生素及钙、磷、铁等；龙眼肉亦富含维生素 B_2、维生素C及蛋白质，均有明目功能，对眼睛十分有益。

适应症：用于治疗老年性白内障、视力减退等病症。

偏验方2：黑芝麻炒熟研成粉，每次以1汤匙，冲到豆浆或牛奶中服之，并加1汤匙蜂蜜。黑芝麻富含维生素E，能推迟延缓人体细胞衰老、改善眼球内的循环，还含有铁质、蛋白质，能维护和增强造血系统和免疫系统的功能，如再加茯苓粉10克效果更佳，是老年性白内障的理想食疗佳品。

偏验方3：胡萝卜经常适量食用。胡萝卜富含有维生素E、C、A等，能补肝明目。

适应症：可用于治疗老年性白内障。

偏验方4：猪肝150克，鲜枸杞叶100克。先将猪肝洗净切条，同枸杞叶共同煎煮，饮汤吃肝，每日服2次。猪肝富含铁、蛋白质、维生素A等，能益肝明目，有明显的改善视力功能的作用。

偏验方5：红枣7枚，枸杞子15克，加适量水煎服，每日1剂，连续服用。红枣富含蛋白质、维生素C及铁、磷、钙等，能补血明目，有提高视力的作用。

偏验方6：新鲜西红柿，开水烫洗，去皮后，每天早晚空腹时吃1个，或将鲜鸡蛋与西红柿烧汤，调味食用。西红柿富含谷胱甘肽及维生素C等营养，对防治老年性白内障有很好的作用。

养生小常识

一些早期白内障，用药以后病情可能会减慢发展，视力也稍有提高，但这不一定是药物治疗的结果，因为白内障的早期进展至成熟是一个较漫长的过程，它有可能自然停止在某一发展阶段而不至于严重影响视力。一些中期白内障患者，用药后视力和晶状体混浊程度都未改善。近成熟期的白内障，药物治疗更无实际意义了。目前临床上常用的药物不下几

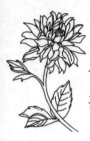

十种，有眼药水或口服的中西药，但都没有确切的治疗效果。严重的就要手术治疗。

预防措施

1.注意精神调摄：遇事泰然处之，心胸应宽广，保持情绪舒畅，要制怒。培养对养花、养鸟、养金鱼的兴趣来陶冶情操，多与年轻人交谈，能分散对不愉快事情的注意力，激起旺盛的生活热情，能起到阻止和延缓病情进展的作用。

2.加强用眼卫生，平时不用手揉眼，不用不洁手帕、毛巾擦眼、洗眼。用眼过度后应适当放松，久坐工作者应间隔1~2小时起身活动10~15分钟，举目远眺，或做眼保健操。要有充足的睡眠，及时消除疲劳。

3.积极防治慢性病，包括眼部的疾患及全身性疾病。尤其是糖尿病最易并发白内障，要及时有效地控制血糖，防止病情的进一步发展。

4.饮食宜含丰富的蛋白质、钙、微量元素，多食含维生素A、B、C、D的食物。平时多食鱼类，能保持正常的视力，阻缓病情的进展。

5.吸烟易患白内障已被实践所证实，应及早戒烟。

二十六、中耳炎

中耳炎是中耳鼓室黏膜的炎症。多由细菌感染引起。中医称此病为"耳脓""耳疳"，认为是因肝胆湿热（火）邪气盛行引起。中耳炎就是中耳发炎，是一种常见病。中耳炎常发生于8岁以下儿童，其他年龄段的人群也有发生，它经常是普通感冒或咽喉感染等上呼吸道感染所引发的疼痛并发症。通常中耳炎又分为急性与慢性中耳炎，急性中耳炎如果及时就医的话，可以痊愈并不再复发，但慢性中耳炎很难根治。慢性中耳炎一般由急性中耳炎转变而来，需要及时地治疗。

1. 现代治疗方法

（1）积极治疗上呼吸道病灶性疾病，如慢性鼻窦炎、慢性扁桃体炎。

（2）药物治疗：单纯型以局部用药为主。可用抗生素水溶液或抗生素与类固醇激素类药物混合液，如0.25%氯霉素液、氯霉素可的松液、氧氟沙星滴耳液能治疗中耳炎及外耳道炎等。

（3）局部用药注意事项：①用药前先清洗外耳道及中耳腔内脓液，可用3%双氧水或硼酸水清洗，后用棉花签拭净或以吸引器吸尽脓液，方可滴药。②脓量多时用水剂，量少时可用硼酸酒精。

（4）鼓膜大穿孔影响听力，在干耳后2个月左右可进行鼓膜修补术或鼓室成形术。

（5）骨疡型中耳炎，引流通畅者，以局部用药为主，但应注意定期复查。引流不畅或疑有并发症者及胆脂瘤型中耳炎，应及早施行改良乳突根治术或乳突根治术，彻底清除病变，预防并发症。

（6）中耳炎的手术治疗。属于非手术解决不了的必要手段。

2. 祖国医学和一些民间偏方对中耳炎的治疗也有很好的效果

外治法

（1）名称：中耳炎散

组成：乳香、没药、冰片、甘草。

性状：中药散剂。

功能主治：中耳炎。

用法用量：用消毒棉签将耳道洗拭干净，以纸卷成细管或用细塑料管摄入适量药粉，吹入耳道深部，每日4~6次。

方解：乳香、没药可调气活血，治疗气血凝滞，消肿生肌；冰片可透

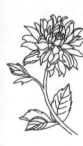

骨通窍、散热止痛；甘草则可益气复脉、调和诸药。这样通过调和气血、入骨通经、清热解毒从而治愈中耳炎。

临床应用：中耳炎症状，耳内闷胀堵塞，耳痛，耳鸣。

注意事项：若药末在耳内长期不脱出，可用双氧水反复浸泡冲出，不可用金属利器掏出，以防损伤局部黏膜引起炎症，勿口服。

（2）取五倍子(炒黑存性)3克，枯矾1克，黄连2克研极细末，取少许吹入耳内，吹药前应先将耳内分泌物擦净。

汤药内服

（1）薏苡仁20克、败酱草15克、猪苓10克、茯苓15克、贯众10克、银花10克、连翘15克、公英10克、地丁10克、黄芩10克、黄柏10克、鱼腥草10克、甘草10克、柴胡10克，水煎服，每日2次，每次150毫升。

（2）薏米仁30克、柯子10克、白头翁10克、紫草12克、银花10克、连翘10克、白芷10克、地肤子10克、鱼腥草10克、野菊花10克，水煎服，每日2次。

（3）知母10克、川黄连10克、黄柏10克、山萸肉10克、山药10克、丹皮10克、赤芍10克、泽泻10克、竹叶6克、甘草6克，水煎服，每日2次。

3. 饮食疗法

可取冬瓜30克，鲜车前草30克，鲜九龙吐珠叶13片，用1大碗水煎成半碗，每日1剂，连服5天。或取薏米18克，金银花12克，柴胡9克，鳖甲15克，红糖适量，将银花、柴胡、鳖甲煎汤取汁，与另外两味煮粥服食，每日1剂，连服5天。

患上中耳炎，还可多食具有清热解毒作用的新鲜蔬菜，如芹菜、丝瓜、茄子、荠菜、蓬蒿、黄瓜、苦瓜等。

二十七、鼻炎

鼻炎是由于急性或慢性的鼻黏膜如病毒、病菌感染，或在刺激物的作用下受损而导致的。鼻炎导致产生过多黏液，通常引起流涕、鼻塞等症状。鼻炎属中医学鼻渊范畴。其病因病机多为感受风热之邪或风寒之邪入里化热，热毒浊涕阻闭鼻窍而成。慢性者多因脾肺虚弱，肺气不足至卫外不固，易感外邪。脾虚则运化失职，痰湿滞留，困结鼻窍，浸淫鼻窦黏膜而成鼻渊。因此慢性鼻炎应清肺益脾，可用怡鼻散等方剂从根本上进行调理。中医药治疗鼻炎疗效可靠，毒副作用小，具有广阔的前景。

1. 偏方

（1）苍耳子 30~40 个，轻轻捶破，放入小铝锅内，加入麻油 50 克，文火煎炸苍耳子，待苍耳子炸枯时，滤取药油装入清洁瓶内备用。用时以消毒小棉球蘸药油少许涂于鼻腔内，每日 2 次，两周为 1 疗程。

注：药油涂入鼻腔时，应尽量涂进鼻腔深部。使用本法应持之以恒，尽量不要间断，对鼻甲肥大效果好。

（2）上等龙井茶 30 克，川黄柏 6 克，菊花 3 克共研细末，以少许药粉嗅入鼻内，每日多次。具有清热泻火、解毒排脓之功效。主治鼻窦炎、鼻塞伴脓性分泌物自觉鼻臭等症。

（3）孩儿茶、凡士林各 15 克研均，用少许塞鼻孔中，每日 3 次。15 天一个疗程，一般 30 天可根除。具有清热化痰、消肿排脓之功效。主治鼻窦炎流脓者。

（4）蜂巢 1 片，经常嚼食之，10 分钟左右吐渣，一日 3 次。主治过敏性鼻炎、鼻窦炎。

（5）辛夷花 15 克，鸡蛋 2 枚。辛夷花、鸡蛋加水适量同煮，蛋熟后

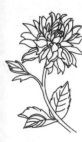

去壳再煮片刻即可，饮汤吃蛋。可解毒、消炎。主治慢性鼻窦炎、各种鼻炎。

（6）鲜大蓟根60克，桑白皮30克，鸡蛋3枚。加水同煮至蛋熟即可。每日1次，连服1周。具有润肺解毒，育阴止血之功效。主治由肺经伏火引起的鼻窦炎、鼻出血等。

（7）取未成熟的小白萝卜，除去表皮，刮取最辛辣的一层萝卜皮，用手挤成萝卜水，滴入鼻中，一次看量，直到鼻子感觉麻痹则停，注意尽量别让萝卜水流入喉咙，最好是躺在床上，脖子用枕头垫起，这样萝卜水只会进入鼻腔不会进入喉咙。如此约2~4次（每晚一次）就能对单纯性鼻炎有效。

（8）板蓝根10克，辛夷花5克，菊花10克，栀子花10克，薄荷3克，葱白3克，蜂蜜适量。将上述药物用沸水冲泡，取汁加蜂蜜调匀。代茶频饮，每日1剂，连用3~5日。主治急性鼻炎。

（9）柴胡20克，佩兰10克，葱须20克，薄荷6克，蔓荆子15克。上述药物加水煎，取汁即可。代茶饮用，每日1剂。主治急、慢性鼻炎。

（10）薄荷3克，生姜9克，大枣9克，红糖70克。上述药物加水煎，取汁即可。代茶饮用，每日1剂，连用3~5日。主治急性鼻炎。

（11）鹅不食草、桑叶、元参各12克，菊花、桔梗、辛夷各10克，黄芩、杏仁各6克，生石膏20克。水煎服。主治慢性鼻炎。

（12）辛夷、苍耳子各9克，鹅不食草15克，白芷12克。水煎成汁，加入葱汁少许。滴鼻，每日3~5次。主治慢性鼻炎。

（13）穿心莲、虎杖各20克，鹅不食草60克，麻黄6克，金盆15克，冰片3克研细末，凡士林调成药膏，如黄豆大。每日2次，每次1个，涂入鼻腔内。主治鼻渊。

（14）冬瓜子20克，桃仁10克，桑叶、菊花、当归、川芎、辛夷、苍耳子、黄芩各15克，银花20克。水煎服。主治鼻渊。

（15）鱼腥草30克，麻黄3克，杏仁12克，桔梗10克，薏米仁30克，芦根20克。水煎服。主治鼻渊。

（16）桑白皮、荆芥、苍耳子、藁本、薄荷各10克，白芷、麦冬各20克，葛根、黄芩各15克。水煎服。主治鼻渊。

（17）菊花9克，黄芩10克，薄荷（后下）、石菖蒲各6克，桔梗、牛蒡子、辛夷各9克，荷叶、连翘各12克，细辛3克，元参15克。水煎服。主治慢性鼻炎风火症。

（18）白芷10克，连翘、南沙参各12克，桔梗、荆芥、诃子肉各6克，麻黄、细辛各3克，辛夷9克，银花15克。水煎服。主治慢性鼻炎风寒症。

2. 鼻炎生活饮食注意事项

（1）要进行体育锻炼，每天早上起来跑步，有助于增强体质，增强机体免疫力。

（2）日常饮食要清淡，不要吃辛辣的食物，鱼虾等腥味的食物要少吃。

（3）用手按摩鼻的两侧，有助于促进血液循环。

（4）用盐水洗鼻可以有效地清洁鼻腔，能调节鼻的湿度和促进鼻腔的血液循环。

（5）要提防感冒，感冒也会容易引发鼻炎的。

二十八、咽喉炎

咽喉炎，是由细菌引起的一种疾病，可分为急性咽喉炎和慢性咽喉炎两种。预防咽喉炎，少吃辛辣刺激的食物，同时必须戒烟戒酒。现代医学认为，咽喉为人体重要的免疫器官，许多感染性疾病和免疫性疾病都与咽喉有密切关系。咽喉炎是临床上的常见病和多发病，有急、慢性之分，属于上呼吸道感染的一部分。急性发作时患者常常自觉咽喉疼痛，伴有哽然

欠利，咽部不爽，发音欠扬，咽干思饮以言多为甚，或有咽部异物感等症状，属中医"喉痹"范畴。慢性咽喉炎只能用中药来治疗，慢性咽喉炎是由于各种原因造成的，主要是因脏腑功能紊乱而引起热毒郁积上浮咽喉所致。

中医治疗：

（1）当归、生地、桃仁、赤芍、丹皮、乳香、没药、川芎各 12 克，红花、生甘草 5 克，桔梗 10 克。加水煎沸 15 分钟，过滤取液，渣再水煎 20 分钟，滤过去渣，两次药液兑匀，分早晚两次服用，日 1 剂。咽痛加玄参、银花各 12 克；口渴加麦冬、五味子各 10 克；小便黄加车前子 12 克；肾阴虚火可配知柏地黄汤。用于急慢性咽喉炎。

（2）山豆根、金果榄各 10 克，水煎服，每日 1 剂，用于急性咽喉炎。

（3）鲜薄荷叶 10 克，鲜鱼腥草 60 克，川贝 10 克洗净捣烂，用米泔水 1 碗煮沸冲调，加适量白糖，每日 2 次，用于急性咽喉炎。

（4）罗汉果 1 个，银花、麦冬各 10 克，胖大海 2 枚，开水冲泡代茶饮。用于慢性咽喉炎。

（5）部分患慢性咽喉炎，可试用口含生大蒜头，坚持数月，咽喉炎可除根。口含生大蒜头最好挑紫皮独头大蒜。开始时辣得眼泪直淌，口腔黏膜也生痛，可时含吐，且不要将大蒜头光滑的外表咬破。以后适应了再边含边咬。此法对牙痛、声音嘶哑等口腔毛病也有效果。

（6）咽喉炎致使咽喉肿痛、嗓子燥痒、吞咽有异物感，可采取舌根运动法，能收到良好的疗效。即：闭口、舌尖抵牙齿，正转 18 次，反转 18 次，然后将口中津液分三次咽下，早晚坚持各做一次。

（7）中老年人患咽喉炎是常见病，患病后疼痛难忍，吞咽困难。若点压左手无名指尖，可起到良好止痛、消炎效果。点压方法为：用右手大拇指和食指直接有节奏点压左手无名指尖，坚持每日 3 次，饭前点压。每次点压 10~15 分钟，一般 3~4 日可起到治愈效果。

二十九、牙痛

牙痛是指牙齿因各种原因引起的疼痛，为口腔疾患中常见的症状之一，可见于西医学的龋齿、牙髓炎、根尖周围炎和牙本质过敏等。遇冷、热、酸、甜等刺激时牙痛发作或加重，属中医的"牙宣""骨槽风"范畴。

1. 中医治疗

（1）处方：金银花15克，连翘15克，骨碎补、竹叶各12克，绿豆衣12克，知母12克，生地黄15克，薄荷6克（后下），牛蒡子10克，升麻、细辛、甘草各3克。加水煎沸15分钟，过滤取液，渣再水煎20分钟，滤过去渣，两次药液兑匀，分早晚两次服用，日1剂。

（2）处方：生石膏18克，生地黄15克，白芍10克，乌梅、牡丹皮各9克，荆芥6克，防风6克，青皮4.5克，生甘草3克。水煎分2次服，每日1剂。

（3）单方验方（晋襄《临床验方集锦》）：生石膏18克，生地黄15克，牡丹皮9克，荆芥6克，防风6克，青皮4.5克，生甘草3克。水煎分2次服，每日1剂。胃火牙痛，症见为牙齿疼痛剧烈，呈持续性锐痛，牙龈红肿较甚，或出脓渗血，肿连腮颊，牙齿明显叩痛，有松动浮起感，局部臀核肿大压痛。全身可见发热头痛，口渴引饮，口气臭秽，大便秘结。舌苔黄厚，脉象洪数。应清胃泻热，凉血止痛。

（4）取陈醋120克、花椒30克，熬10分钟，待湿后含在口中3~5分钟吐出（切勿吞下），可止牙痛。

（5）取普通白酒100克放入茶缸里加上食盐10克；搅拌，等盐溶化之后放在炉子上烧开。含上一口在疼痛的地方，注意不要咽下去，牙痛就立刻止住了。

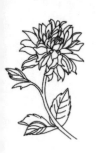

2. 注意事项

（1）顽固的牙痛最好是含服止痛片，可减轻一时的疼痛。

（2）预防牙病还要应用横颤加竖刷牙法。刷牙时要求运动的方向与牙缝方向一致。这样可达到按摩牙龈的目的，又可改善周组织的血液循环，减少牙病所带来的痛苦。

（3）防止牙痛关键在于保持口腔卫生，而早晚坚持刷牙很重要，饭后漱口也是个好办法。

（4）止痛不等于治疗。应注意口腔牙齿卫生，以防牙痛。当牙痛发作时，用上述方法不能止痛，应速去医院进行急诊治疗。

三十、声带病

声带疾病以声嘶为主要表现，非器质性疾病以声音训练为主要治疗手段，而声带器质性疾病则需要耳鼻咽喉科医师所实施的内外科治疗。声带病主要是：声带小结、息肉及声带肥厚的治疗，三声带疾病也是日常需要多讲话的职业，如教师、售货员等常患的声带劳损疾病。

1. 声带小结

症见声音嘶哑，语音低微，声音不扬。喉镜助查：两侧声带边缘形成白色半透明，表面光滑的小结状突出物，妨碍声门闭合。治宜健脾利湿，方用：生薏米、白术、生山楂、淮山、茯苓、蝉衣、木蝴蝶、胖大海、泽泻等。若见小结坚便，色渗黄浊，治宜甘淡渗湿，软坚散结。方选用：生山楂、浙贝母、郁金、海藻、昆布、生薏米、蝉衣、乌梅、生甘草、生牡蛎等。

2. 声带肥厚

多因脾气而虚弱，痰湿停滞，脾肺气虚，慢性炎症长期刺激下，声带失养。喉镜检查：声带增厚粗糙，色黄渴不泽，或边缘凹凸不平，开合时形成裂隙而影响发声。治宜益气健脾，化痰祛湿，选用生白术、茯苓、浙贝母、姜半夏、全瓜蒌、泽泻、蝉衣、海浮石等。本病多迁延日久难效。唯需坚持治疗方可收效。

3. 声带息肉

症见音哑日久不愈，疲劳后加重，讲话费力，或伴有胸闷气促，舌边紫暗。喉镜检查：多见声带一侧有粟米状附生物。若息肉色白半透明者，多是痰湿阻滞为患，治宜化痰散结、声带充血，息肉暗紫者，是以瘀血阻滞为患。治宜活血破瘀，散结开间，可先用归尾、红花、川芎、丹参、茜草、忍冬藤、三棱、蝉衣、玄参、木蝴蝶、生甘草等。

若见声带息肉较大，病程较长，经中药治疗长时间效果不显著，应建议患者转西医手术摘除。再以中药善后调理至发音改善。

现代医学分析

（1）蝉衣。现代研究指蝉衣含大量甲壳质，对实验动物有镇静作用，可延长实验破伤风小鼠的死亡时间。蝉衣临床应用于声带疾病上，对咽痛、声音嘶哑具治疗作用，配伍不同药物可改善声带小结、肥厚、息肉而致的音带劳损症状。

（2）胖大海，现代研究指胖大海含西黄芪胶素，可增加肠脏蠕动，并有降压、利尿及镇痛作用。

临床上还可用于急性扁桃腺炎，每次用胖大海10克、板蓝根5克、甘草3克略煎或不断泡水作茶饮，有效。大便干燥及出血，亦可用胖大海

10枚煎水作茶饮（加冰糖调味），其甘寒性味入大肠经，有助软化燥便。

三十一、糖尿病

"糖尿病"是一种血液中的葡萄糖容易堆积过多的疾病。是由遗传因素、免疫功能紊乱、微生物感染及其毒素、自由基毒素、精神因素等各种致病因子作用于机体导致胰岛功能减退、胰岛素抵抗等而引发的糖、蛋白质、脂肪、水和电解质等一系列代谢紊乱综合征，临床上以高血糖为主要特点，典型病例可出现多尿、多饮、多食、消瘦等表现，即"三多一少"症状，血糖一旦控制不好会引发并发症，导致肾、眼、足等部位的衰竭病变，且无法治愈。

多年来，医学界一直致力于对糖尿病的研究。这是因为一旦患上"糖尿病"，人体的麻烦随之而至，因为免疫功能减弱，容易感染由感冒、肺炎、肺结核所引起的各种感染疾病，而且不易治愈。并且选择性地破坏细胞，吞噬细胞。抗癌细胞的防御机能会大大减弱，致使癌细胞活跃、聚集。难怪有这样的说法，一旦得了"糖尿病"，寿命减去十多年。因此许多人对糖尿病谈之而色变，千方百计地治疗。

1. 治疗原则

长期坚持规范治疗是最重要的，包括：控制饮食，坚持适量运动锻炼，合理用药。

当前医学专家则提倡高碳水化合物量，降低脂肪比例，控制蛋白质摄入的饮食结构，对改善血糖耐量有较好的效果。有的患者甚至在血糖已获得良好控制的情况下，停止现阶段有效治疗，而去寻找"灵丹妙药"。殊不知，包括饮食、运动和药物的糖尿病综合疗法是人们与糖尿病长期斗争的智慧结晶，是经过严格证明、确实有效的方法。

2. 体育锻炼

运动和饮食控制、药物治疗同样重要。适量的体育锻炼可以降低体重，提高胰岛素敏感性（即单位量的胰岛素可以降低更多的血糖）。心、脑系统疾病患者或严重微血管病变者，根据情况安排运动。因此糖尿病人进行体育锻炼是不可缺少的。生命在于运动，这句话强调的是运动对于生命健康的重要意义。据可续研究最新发现，运动对于危害生命的大敌——糖尿病，有明显的预防效果。

3. 中医治疗糖尿病的意义

各种治疗都有其局限性，都有其一定的适应范围，不论病情轻重，不求其适应范围，单纯甚至盲目地追求单一的治疗方法都不会收到良好效果，有时还会耽误病情，带来不良效果。尤其需要注意的是，古代中国人所患的糖尿病类型与当代具有很大区别，以生活方式改变而导致的 II 型糖尿病的患病率非常低，而且，在没有胰岛素供应的时候，患者很少能够存活长久，出现慢性并发症的可能性较小，所以，那个时候中医所获得的验方、偏方或治疗理念，并不完全适合目前流行的 II 型糖尿病患者。

4. 糖尿病中药方

（1）黄芪 45 克，赤芍 25 克，川芎、当归、鸡内金、苍术各 15 克，桃仁、红花、大黄各 6 克，桑寄生 30 克。适用于气虚血瘀型糖尿病性肾病，症见尿蛋白、乏力、面色萎黄等。

（2）天花粉 100 克，生黄芪 30 克，生地 30 克，苍术 15 克，元参 30 克，葛根 15 克，丹参 30 克。益气养阴活血。主治气阴两虚型糖尿病。方解：现代医学将糖尿病分为两大类，分别是胰岛素依赖型糖尿病和非胰岛素依

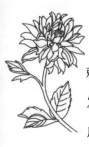

赖型糖尿病。在我国以非胰岛素依赖型糖尿病为最多。在10余年观察中发现，糖尿病可分为5个类型：①气阴两虚型；②阴虚火旺型；③阴阳两虚型；④气虚血瘀型；⑤燥热入血型。其中以气阴两虚型为最多见。

（3）生石膏30克，山药45克，黄芩10克，地骨皮、生知母各15克，天门冬、麦门冬、天花粉、粳米各20克，生甘草8克。水煎服，每日1剂。主治糖尿病燥热伤肺症。

（4）黄连、生地、山药各20克，五味子、麦门冬、葛根各10克，蛤粉、海浮石各12克，花粉15克，鸡内金5克。水煎服，每日1剂。主治糖尿病肾阴虚阳亢症。

（5）知母、芦根、沙参、麦冬、党参各10克，生石膏30克（先煎），元参12克，生地18克。水煎服，每日1剂。主治糖尿病势伤胃津症。

（6）赤芍、苍术各12克。水煎服，每日1剂。主治糖尿病血瘀症。

（7）人参、杜仲、熟地、黄芪各15克，山芋肉、补骨脂、五味子各10克，元参、山药、丹参各12克，苍术6克，肉桂3克。水煎服，每日1剂。主治糖尿病阴阳两虚症。

（8）生地、枸杞子、天冬、金樱子、桑螵蛸、菟丝子、石斛、首乌、沙苑子各10克，山萸肉、芡实各15克，山药30克。水煎服，每日1剂。主治糖尿病肾阴亏虚症。

三十二、高脂血症

脂肪代谢或运转异常使血浆一种或多种脂质高于正常值称为高脂血症。高脂血症是一种全身性疾病，指血中总胆固醇（TC）和／或甘油三酯（TG）过高或高密度脂蛋白胆固醇（HDL-C）过低，现代医学称之为血脂异常。脂质不溶或微溶于水，必须与蛋白质结合以脂蛋白形式存在，因此，高脂血症通常也称为高脂蛋白血症。

大量研究资料表明，高脂血症是脑卒中、冠心病、心肌梗死、心脏猝死独立而重要的危险因素。大量医学研究表明：高血脂的治疗方法不能仅仅通过药物层面上，还要留意身体的调养。高血脂是引起人类动脉粥样硬化性疾病的主要危险因素。像常见的动脉粥样硬化性疾病有：冠心病（包括心肌梗塞、心绞痛及猝死）、脑梗塞以及周围血管血栓栓塞性疾病。这些心脑血管性疾病的发病率高，危害大，病情进展凶险，其死亡率约占人类总死亡率的半数。发现高血脂血症后，首先应进行饮食调整、改善生活方式以及对上述影响因素加以控制。在此基础上，再进行治疗。

1. 医学证明

负氧离子让心脑血管病、高血脂、糖尿病患者摆脱长期服药、终身服药的痛苦。负离子是一种自然因子，自然界本来就存在，同时负离子是人体必需的元素，与生活息息相关，正因为负离子看不见、摸不着，是人们最容易忽视的原因。

2. 饮食

做菜少放油，尽量以蒸、煮、凉拌为主。少吃煎炸食品。糖可在肝脏中转化为内源性甘油三酯，使血浆中甘油三酯的浓度增高，所以应限制甜食的摄入。严格选择胆固醇含量低的食品，如蔬菜、豆制品、瘦肉、海蜇等，尤其是多吃含纤维素多的蔬菜，可以减少肠内胆固醇的吸收。

3. 食疗药膳

（1）何首乌20克，茵陈20克，生山楂15克，生麦芽15克，大黄5克。将上述药放入砂锅内加水适量，煎煮20分钟，过滤留汁，再煎20分钟，去渣取汁，将两煎药汁混匀，每日2次，每次100毫升，可连服半月。

清肝利胆，清热化湿，醒脾法脂。主治高血脂早期患者。

（2）排骨 350 克，红枣 50 克，魔芋 50 克，洋葱 30 克，大藕 2 节，绿豆 50 克，胡萝卜 60 克。煲煮 1 小时，经常食用。降低血脂，软化血管。主治高血脂。

4. 中医治疗

（1）平肝潜阳法。高血脂病人多伴见高血压，动脉硬化者，临床见头昏头胀痛、耳鸣、面潮红、易怒、口苦、失眠多梦、便秘尿赤、舌红苔黄、脉弦数。本病属肝阳上亢型，治用天麻钩藤饮加减。药用：天麻 12 克，钩藤 20 克，罗布麻 15 克，石决明 20 克，牛膝 15 克，益母草 20 克，黄芩 10 克，山栀子 10 克，桑寄生 15 克，夜交藤 20 克，茯苓 15 克，何首乌 15 克，菊花 15 克，蔓荆子 15 克。便秘者加大黄、芒硝；手足震颤加龙骨、牡蛎、珍珠母；肝火偏盛加龙胆草、丹皮。

（2）祛痰化浊法。高血脂病人见头重眩晕、胸闷恶心、时吐痰涎、倦怠、少食多寐。多见肥胖型的高血压病人，舌苔白腻，脉弦滑。本病为痰浊内蕴，治用半夏白术天麻汤。药用：半夏 12 克，青皮 10 克，白术 12 克，天麻 10 克，茯苓 15 克，陈皮 10 克，生姜 12 克，代赭石 12 克，胆南星 10 克，白芥子 15 克，石菖蒲 15 克，泽泻 15 克，瓜蒌 15 克，甘草 6 克。若脘闷纳差者加白蔻仁、砂仁，痰热者加黄芩、竹茹、天竺黄等。

（3）清热利湿法。高血脂病人伴见发热，口干烦渴、尿少便秘、头晕胀、血压偏高，时有心悸、浮肿，舌红苔黄腻，脉滑数。本病为肝胆湿热，治用龙胆泻肝汤加减。药用：龙胆草 12 克，栀子 10 克，黄芩 10 克，泽泻 18 克，茵陈 15 克，车前子 15 克，决明子 20 克，蔓荆子 18 克，菊花 15 克，地龙 15 克，玉米须 50 克，虎杖 15 克，夏枯草 20 克。

（4）滋阴养血法。高血脂症伴头晕头痛，耳鸣眼花，半身不遂或见手足震抖或语言塞涩，为脑血管意外病人，舌红、脉弦滑等症。本病为阴血不足，脑失所养，治用补阳还五汤加味。药用：黄芪60克，当归尾10克，桑寄生15克，赤芍12克，川芎15克，地龙30克，红花10克，丹参15克，生地15克，钩藤20克，山楂20克，石决明20克，全蝎3克，甘草8克。

（5）温经通阳法。高血脂症伴见胸痛胸闷，气短自汗，心悸，四肢厥冷，舌苔白、脉沉细，通常于冠心病曾经发生过心梗的病人。本病属心气虚寒证，治用加味瓜蒌薤白半夏汤。药用：瓜蒌15克，薤白15克，半夏15克，丹参15克，元胡12克，桂枝10克，厚朴12克，苏梗15克，枣仁15克，当归10克，黄芪30克，川芎15克，炙甘草8克。

（6）活血化瘀法。高血脂症伴见胸痹心痛，痛处固定，或兼见忘记、失眠、心悸、精神不振，面色或唇色紫暗，舌有紫斑或瘀点，脉弦涩或细涩，通常冠心病或心肌梗塞病人。本病属瘀血阻络，治宜通心通脑通脉络，用血府逐瘀汤加味。药用：当归10克，生地15克，桃仁12克，丹参12克，红花15克，赤芍15克，枳壳12克，人参10克，全蝎5克，水蛭10克，土鳖虫10克，炙甘草10克，瓜蒌15克，五灵脂10克。

（7）祛瘀导滞法。此法适用于单纯高血脂症者。选用丹参15克，决明子30克，山楂15克，钩藤30克，益母草30克，茵陈15克，菊花10克。水煎代茶饮用，有很好的降血脂作用。

（8）高脂血的中医治疗方法还包括温肾法。高血脂症头晕伴小便频数，腰膝酸软、阳痿、舌淡苔白，脉沉细无力，多见于糖尿病病人。本病属肾精不足，治以温补肾阳、充养脑髓，用河车大造丸加减。药用：党参15克，茯苓15克，熟地15克，山萸肉12克，杜仲15克，牛膝15克，菟丝子20克，肉桂8克，制首乌15克，银杏叶18克，紫河车12克，枸杞子20克，月见草10克，甘草6克。有条件的可以加冬虫夏草5克。

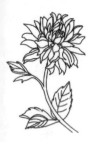

三十三、维生素缺乏症

由维生素不足所引起的一组营养缺乏症的总称。不同维生素缺乏症的症状差异很大。目前已知的维生素有 20 多种，根据维生素的溶解性分为水溶性维生素和脂溶性维生素。维生素是维持身体健康所必需的物质，多数不能在体内合成，必须从食物中摄取。虽然机体对维生素的需要量很小，但缺乏时，可引起维生素缺乏症。

1. 维生素 B_1

又名硫胺素，在谷类、豆类如酵母中含量丰富。它易溶于水，在酸性环境中稳定，遇碱易破坏，因此应避免过久淘米，在烹调时应尽量少放碱。它主要参与糖代谢和刺激胃肠蠕动。缺乏时，可出现肢体麻木，水肿，记忆力受损，常伴有消化不良，食欲不振等症状，又叫脚气病。含有丰富维生素 B_1 的食品：小麦胚芽、猪腿肉、大豆、花生、里脊肉、火腿、黑米、鸡肝、胚芽米等。含维生素 B 多的水果有：西红柿（它也可以算作水果）、橘子、香蕉、葡萄、梨、核桃、栗子、猕猴桃等。维生素 B_1 是水溶性维生素。和所有 B 族维生素一样，多余的 B_1 不会贮藏于体内，而会完全排出体外。所以，必须每天补充。

中药方：党参、白术、山药、黄芪、车前子各 15 克，肉桂 3 克，白术 8 克，云苓 10 克，泽泻 6 克，牛膝 6 克，淮山 10 克，生姜 2 片，大枣 5 枚。

（1）心力衰弱者，加丹参 8 克，炙甘草 3 克，桂枝 5 克。

（2）气喘促、汗多者，加重黄芪 20 克，蛤蚧 15 克，五味子 5 克，山萸肉 8 克，牡蛎 20 克。

（3）小便清长量多，去泽泻，加菟丝子 8 克，补骨脂 6 克，薏米仁 30 克，赤小豆 20 克。

2. 维生素 B_2

又叫核黄素，广泛地存在于动、植物食物中。参与细胞内氧化—还原反应。由于食物来源丰富，很少有缺乏的，但在体内需求量增加时（如青春期、妊娠、腹泻），易引起缺乏症，表现为口角炎，舌炎或口腔炎，脂溢性皮炎等。吸烟会导致维生素 B_2 大量流失，严重缺乏时会引发眼疾"红眼"（眼白很红，有点像红眼病，但又不是红眼病）。

富含维生素 B_2 的食物：动物肝脏、鸡蛋、牛奶、豆类及某些蔬菜，如雪里红、油菜、菠菜、青蒜等绿叶蔬菜都能提供维生素 B_2。

3. 维生素 C

又名抗坏血酸，广泛存在于新鲜水果和蔬菜中，尤以番茄、辣椒、橘子和鲜枣中最丰富。参与细胞间黏合物质的形成，参与红细胞的形成，促进肠道中铁的吸收。缺乏时，表现为皮下和黏膜下出血，牙龈出血、肿胀、牙齿松动等症状（又叫坏血病）。

富含维生素 C 的食物：新鲜蔬菜如青菜、韭菜、菠菜等，新鲜水果如橘子、柚子、柠檬、红枣、山楂、猕猴桃等，都是获得维生素 C 的最好来源。

中药方剂：鲜山楂、鲜西红柿各 150 克，白糖 50 克，伴食，每日一餐。

4. 维生素 A

在动物肝脏、乳汁和蛋黄中维生素 A 含量丰富。它具有维持皮肤健康，生长发育和正常暗视觉作用。胡萝卜素在体内可能转变为维生素 A。缺乏时可出现皮肤粗糙、干燥、黑暗适应能力下降（夜盲症），生长发育迟缓等症状。

富含维生素 A 的食物：颜色为红黄色的食物，比如胡萝卜、柿子、红薯、

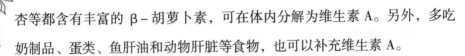

杏等都含有丰富的 β - 胡萝卜素，可在体内分解为维生素 A。另外，多吃奶制品、蛋类、鱼肝油和动物肝脏等食物，也可以补充维生素 A。

中药方剂：以益气养血，滋补肝肾为组方原则，选用八珍汤加减。黄芪 15 克，党参 12 克，当归 15 克，白芍 12 克，枸杞子 30 克，熟地 10 克，山药 20 克，菟丝子 15 克，苍白术各 15 克，菊花 10 克，青葙子 15 克，制首乌 15 克，五灵脂 10 克。水煎，每日 1 剂，分 2 次服。

5. 维生素 D

维生素 D 主要作用是促进钙、磷吸收，促进钙、磷沉着，使牙齿和骨骼正常发育。缺乏时，小儿可出现佝偻病。动物肝中维生素 D 含量丰富。在儿童期仅靠食物获得足够的维生素 D 并不容易，阳光可使皮肤中的类固醇转变为维生素 D，因此儿童要多做户外活动，以减少食物中维生素 D 的需要量，有利于预防维生素 D 缺乏症。

富含维生素 D 的食物：自然界中只有很少的食物含有维生素 D，不过通过日光浴可以促进维生素 D 在体内合成。所以要坚持补充鱼肝油滴剂。鱼肝油中含有大量的维生素 A 和 D，对治疗相应缺乏症有一定作用，但食用过多，将引起维生素 A 或 D 中毒。

6. 维生素 B_6

缺乏维生素 B_6 可出现虚弱、无表情、精神萎靡、嗜睡、忧郁、失去责任感、神经质、易激惹，少数有感觉型周围神经病变，继之发生运动功能欠佳、步履困难、体重下降，婴儿可出现抽搐。

富含维生素 B_6 的食物：很多食物都富含丰富的维生素 B_6，肉类食物如牛肉、鸡肉、鱼肉和动物内脏等，全谷物食物如燕麦、小麦麸、麦芽等，豆类如豌豆、大豆等，坚果类如花生、胡桃等。

7. 维生素 B_{12}

维生素 B_{12} 缺乏症是一种由于维生素 B_{12} 摄入不足或者吸收障碍所导致的疾病。该病起病隐匿，主要表现为巨幼细胞性贫血。然而严重情况下，可能会导致中枢神经系统不可逆性损伤，比如脊髓亚急性联合变性。

富含维生素 B_{12} 的食物：只有肉类食物中才含有维生素 B_{12}，所以准备的食物一定要荤素搭配均匀。因为维生素 B_{12} 主要存在于肉、蛋、奶类食品中，食用酵母中含量尤为丰富。因此素食主义者易缺少维生素 B_{12}。

8. 维生素 E

维生素 E 缺乏所引起的疾病按物种变化很大。缺乏可引起生殖障碍；肌肉，肝脏，骨髓和脑功能异常；红细胞溶血；胚胎发生缺陷，以及渗出性素质，这是一种毛细血管渗透性障碍，可以产生骨骼肌萎缩，在某些物种，伴有心肌病损。对无脂肪吸收不良维生素 E 缺乏的遗传型病人，大剂量的 α - 生育酚 (每天 100~200IU) 可改善缺乏并能防止神经病的后遗症。

富含维生素 E 的食物：食用油如麦胚油、玉米油、花生油、芝麻油，豆类、粗粮等都是维生素 E 的重要来源。

9. 叶酸

叶酸缺乏症是指由于叶酸摄入不足或吸收不良引起的以巨幼红细胞性贫血为特征的临床综合征。人类如缺乏叶酸可引起巨红细胞性贫血以及白细胞减少症，对孕妇尤其重要。以叶酸缺乏为主造成的营养性巨幼细胞性贫血好发于妊娠期和婴儿期。1/3 的妊娠妇女有叶酸缺乏，妊娠期营养不良性巨幼细胞性贫血常发生于妊娠中末期和产后，感染、饮酒、妊娠高血压综合征以及合并溶血缺铁及分娩时出血过多均可诱发叶酸缺乏症。

（1）天然叶酸：叶酸天然广泛存在于动植物类食品中，尤以酵母、肝及绿叶蔬菜中含量比较多。

（2）合成叶酸：含叶酸的食物很多，但由于天然的叶酸极不稳定，易受阳光、加热的影响而发生氧化，所以人体真正能从食物中获得的叶酸并不多。

富含叶酸的食物：

（1）绿色蔬菜：莴苣、菠菜、龙须菜、花椰菜、油菜、小白菜、青菜、扁豆、豆荚、西红柿、胡萝卜、南瓜、蘑菇等。

（2）新鲜水果：橘子、草莓、樱桃、香蕉、柠檬、桃子、李、杏、杨梅、海棠、酸枣、山楂、石榴、葡萄、猕猴桃、梨、胡桃等。

（3）动物食品：动物的肝脏、肾脏、禽肉及蛋类，如猪肝、牛肉、羊肉、鸡肉、蛋黄等。

（4）豆类、坚果类食品：黄豆、豆制品、核桃（包括核桃油）、腰果、栗子、杏仁、松子等。

（5）谷物类：全麦面粉、大麦、米糠、小麦胚芽、糙米等。特别是猕猴桃中含有高达8%的叶酸，有"天然叶酸大户"之美誉。孕妇在孕前或怀孕初期，如常吃猕猴桃，有助于防止胎儿各类生育缺陷和先天性心脏病。

三十四、低血钾症

血清钾浓度低于3.5毫摩尔／升，称为"低血钾症"。低血钾症与钾缺乏症是不同的概念，后者是指机体总钾量不足。因体钾缺乏时血钾不一定会降低，而低血钾时也可不伴有体钾的缺乏。因此，根据血钾的浓度来判断体内的钾是否正常往往会误诊。如应用葡萄糖和胰岛素后血钾水平显著降低，这是由于钾进入细胞以合成糖原，因此体钾并不减少。创伤或外科手术后血钾增高也不是体钾增多的表现。但通常低血钾症一般都伴有体钾的缺乏。

1. 低血钾症状

（1）四肢软弱无力，软瘫，腱反射迟钝或消失，严重者出现呼吸困难。

（2）神志淡漠，目光呆滞，嗜睡，神志不清。

（3）恶心，呕吐，腹胀，肠麻痹。

（4）心悸，心律失常。

全身无力、腹胀、心律不齐。查血清钾水平：低于 3.5 毫摩尔／升。

2. 治疗原发病的现代方案

对低钾血症，首先应积极治疗原发病，同时注意补钾，最好口服氯酯钾，因呕吐不能口服或病情严重时，可以静脉内滴注补钾，一般只有在每日尿量在 500~700 毫升以上时，才允许静脉内补钾，输入液钾浓度以每升 20~40 毫摩尔为宜。口服补钾可用 10% 氯化钾溶液，每次 10 毫升，每天 3 次。保钾利尿药一般不用于治疗低钾血症，多与排钾利尿药合用，防止利尿时钾排出过多，同时可提高利尿药的效果。

3. 含钾丰富的水果、蔬菜

对于血钾过低临床上可选用口服 10% 的氯化钾溶液，但最安全且有效的方法是多吃富钾食品，特别是多吃水果和蔬菜。含钾丰富的水果有香蕉、草莓、柑橘、葡萄、柚子、西瓜等，菠菜、山药、毛豆、苋菜、大葱等蔬菜中含钾也比较丰富。各种果汁，特别是橙汁，也含有丰富的钾，而且能补充水分和能量。茶叶，据测定含有 1.1%~2.3% 的钾，所以适当多喝些茶水也是有帮助的。

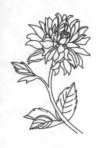

4. 中药方剂治疗

何首乌、浮小麦各 30 克，黄芪 15 克、山萸肉 15 克、山药 15 克、枸杞子 12 克、巴戟天 12 克、白术 18 克、仙灵脾 20 克、女贞子 15 克、杜仲 15 克、桑葚子 14 克、桑寄生 10 克、五味子 12 克、金樱子 10 克、覆盆子 12 克、木瓜 10 克、伸筋草 30 克、大枣 10 粒。煎煮 20 分钟，过滤留汁，再煎 20 分钟，去渣取汁，将两煎药汁混匀，每日 2 次，日 1 剂。

三十五、梅毒

感染梅毒螺旋体引起的，以阴部糜烂，外发皮疹，筋骨疼痛，皮肤起核而溃烂，神情痴呆为主要表现的传染病。绝大多数是通过性途径传播，临床上可表现为一期梅毒、二期梅毒、三期梅毒和潜伏梅毒。是《中华人民共和国传染病防治法》中，列为乙类防治管理的病种。

1. 西医治疗

强调诊断，早治疗，疗程规则，剂量足够；疗后定期临床和实验室随访，性伙伴同查同治。梅毒的治疗现在主要以西药为主，自从青霉素用于治疗梅毒有奇效之后，中药基本不再作为主要医疗手段，只是起辅助作用。

（1）本病治疗首选青霉素，早期梅毒连续用药 10~15 天，晚期梅毒连续用药 20 天，必要时隔 2 周再进行第 2 个疗程。

（2）对青霉素过敏者，选用红霉素、四环素口服，早期用药 15 天，晚期用药 30 天。

（3）有些病人在治疗后 24 小时内出现畏寒发热现象，局部病变加重，症状恶化等，是治疗后梅毒释放出异种蛋白所致，称赫赛麦反应。可的松类药物可减轻发热反应。

（4）治疗后在 2~3 年内要定期做好跟踪观察，临床及血清学检查一直正常者方可认为痊愈。

2. 中医治疗

可以配合中药治疗。中西医结合治疗梅毒是有好处的。西药针对性的杀灭梅毒螺旋体，中医中药可以辨证施治，全面调理，使病程缩短，尽快康复。

3. 中药方剂治疗

（1）专方验方。黄连 15 克，黄芩 15 克，黄柏 20 克，山栀 15 克。双花 25 克，野菊花 20 克，地丁 20 克，天葵 15 克。加蟾酥 6 克，大黄 15 克，犀角 0.6 克。升麻 15 克，鲜皂角刺 15 克，土茯苓 15 克。加苍术、陈皮、马齿苋、黄柏。表证明显加双花、连翘；皮疹出现加生地、马齿苋；热重加水牛角、蒲公英 20 克。

（2）药物治疗外治法：黄柏、雄黄各 6 克，孩儿茶 9 克，没药、轻粉、枯研各 3 克，丹砂 15 克，龙脑 0.9 克，蜗牛 10 个。生甘草各 9 克。共为细末，猪胆调搽，每日数次。

治疗则以驱邪为主，兼顾扶正，使邪毒去，元气充，而奏效果。本病的治疗，应以抗生素治疗为主，中药治疗为辅，在抗生素中，以青霉素为主，宜足量，连续用药，务必彻底。而中医药除一般辅助治疗外，尚可以提高机体免疫力，实现治疗效果。

三十六、艾滋病

艾滋病，即获得性免疫缺陷综合征，英文名称 AIDS。是人类因为感染人类免疫缺陷病毒后导致免疫缺陷，并发一系列机会性感染及肿瘤，严重

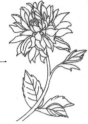

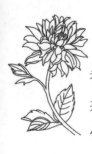

者可导致死亡的综合征。目前，艾滋病已成为严重威胁世界人民健康的公共卫生问题。1983 年，人类首次发现 HIV。目前，艾滋病已经从一种致死性疾病变为一种可控的慢性病。

（1）现代治疗以高效抗反转录病毒治疗是艾滋病最根本的治疗方法。而且需要终生服药。治疗目标：最大限度地抑制病毒的复制，保存和恢复免疫功能，降低病死率和 HIV 相关性疾病的发病率，提高患者的生活质量，减少艾滋病的传播。

（2）中医药治疗艾滋病使艾滋病人临床症状改善明显，生活质量有显著提高；艾滋病人机会性感染发生频次明显减少；中医药具有稳定和提高艾滋病人 T 淋巴细胞计数作用；中医药治疗对艾滋病人病毒载量有一定影响。艾滋病病毒 HIV 是一种能攻击人体内脏系统的病毒。主要是破坏人体免疫系统，使人体抵抗力低下。中药可从整体上调节人体阴阳，使人体处于平衡状态，能增强人体免疫力，因此中药对艾滋病有一定的防治作用。无论是以前还是现在，治疗的艾滋病患者停药不反复，至少说明艾滋病患者的免疫力恢复了。打破了艾滋病二至三年的生命极限。文章《中西医结合治疗艾滋病的机遇与挑战》中提到：到目前为止，只有一个中药制剂唐草片获得 SFDA 的批准，可以用于艾滋病的治疗。艾滋病的中医中药研究任重而道远。

药茶方剂：金银花，连翘，茵陈，板蓝根，桔梗，川贝，牛蒡子，蒲公英，天花粉，防风，人参，甘草，黄芩，桑白皮，知母，苏子，橘红，石膏，杏仁，天竺黄。羚羊角，生地，丹皮，丹参，栀子，玄参，紫草，石菖蒲，黄芪，党参，白术，山药，茯苓，黄精，柴胡，陈皮，砂仁，当归，牛膝，紫河车，生熟地，天门冬，麦门冬，阿胶，龟板，鳖甲，白芍，五味子，肉苁蓉，山萸肉，地骨皮，桃仁，赤芍，川芎，山慈菇，夏枯草，乳香，没药，牡蛎，蜈蚣，白芥子。如体质弱者可合用补气、滋阴、养血之品；如痰涎盛者加半夏，胆南星。匀份制成 1200 克药茶粉，每次 20 克一包药茶，用水一碗半煮 15 分钟即可，每日两次。

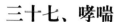

三十七、哮喘

支气管哮喘（简称：哮喘）是一种常见病、多发病，目前，全球哮喘患者约 3 亿人，中国哮喘患者约 3000 万。哮喘是影响人们身心健康的重要疾病。治疗不及时、不规范，哮喘可能致命，而规范化治疗，当今的治疗手段可使接近 80% 的哮喘患者疾病得到非常好的控制，工作生活几乎不受疾病的影响。每年 5 月的第一个周二为世界哮喘日，旨在提醒公众对疾病的认识，提高对哮喘的防治水平。

1. 现代治疗

虽然哮喘目前尚不能根治，但以抑制炎症为主的规范治疗能够控制哮喘临床症状。国际一项研究表明，经氟替卡松 / 沙美特罗固定剂量升级和维持治疗，哮喘控制率接近 80%。尽管从患者和社会的角度来看，控制哮喘的花费似乎很高，而不正确的治疗哮喘其代价会更高。

2. 中药方剂

哮喘为慢性病，治愈又很难，所以有些患者选择了偏方。偏方治疗哮喘病有很多不确定性，治疗效果因人而异。原因为，偏方多为中药处方一样剂量不变，但是每个人的身体素质不一样，这就造成了效果的差异并且也不能根治。所以为了早日治愈，必须找出一些好的哮喘的治疗方法。现在我们就来了解下哮喘的治疗方法。

方一：炙麻黄、蝉蜕、白果、苏子叶、白芍、石菖蒲、五味子、制僵蚕、制全蝎、防风、蜈蚣、地龙干、杏仁、甘草、细辛、川贝。用法根据病情酌量煎煮服用。本法是针对风邪为患，气道挛急之病机而设。

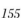

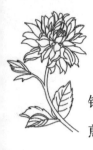

方二：杏仁、桔梗、苏子、白前、枇杷叶、百部、芥穗、鱼腥草、连翘、银花、麻黄、桂枝、橘红、桑皮、厚朴、地龙、甘草。用法根据病情酌量煎煮服用。本法立足于发作期邪浊袭肺，肺气壅实，宣降失司之病机。

方三：厚朴、生石膏、炙麻黄、细辛、黄芩、秦皮、制半夏、杏仁、陈皮、茯苓、枳实、生姜、甘草、大枣、丹参、赤芍、白芍、当归、辛夷、蔓荆子、川芎。病情酌量煎煮服用。本法是根据发作期气郁痰阻和瘀血痹阻之病机立论。

三十八、心律失常

心律失常是指心脏冲动的频率、节律、起源部位、传导速度或激动次序的异常。

中医治疗

（1）患者表现为心悸气短，神疲自汗，头晕目眩，失眠多梦，面色苍白或萎黄，舌质淡，脉细弱等，症属气血不足、心脉失养，治宜益气补血、养心安神。此药由人参、黄芪、白术、当归、龙眼肉、酸枣仁、远志、茯神、木香、炙甘草、大枣等组成，用法根据病情酌量煎煮服用。

（2）患者表现为心悸不宁，心中烦热，失眠梦多，头晕耳鸣，面赤咽干，腰酸盗汗，小便短黄，舌质红，苔薄黄，脉细数等，症属心阴亏虚、心失所养，治宜滋阴降火、养心安神。此药由生地、元参、天冬、麦冬、当归、丹参、人参、茯苓、酸枣仁、柏子仁、五味子、远志等组成，用法根据病情酌量煎煮服用。

（3）表现为心悸气短，面色苍白，少气无力、怔忡，声低息弱，劳累后尤甚，胸中痞闷，入夜为甚，畏寒喜温，甚则肢厥，小便清长，舌质淡苔白，脉沉缓等，症属心阳不振、气血运行无力、心失所养，治宜温补心阳、安神定悸。可选用人参、麦冬、五味子、黄芪、附子等组成，用法根据病情酌量煎煮服用。

（4）表现为心悸胸闷，时有胸痛，痛如针刺，或向后背、上肢放射痛，唇甲青紫，舌质有瘀点或瘀斑，脉涩或有结代等，症属心脉痹阻、心失所养，治宜理气活血、通脉安神。可选用心舒宝，此药由刺五加、丹参、白芍、山楂、郁金等组成，用法根据病情酌量煎煮服用。其他如舒心口服液、心可舒片等也可参考选用。

（5）若患者表现为心悸气短，多梦易醒，善惊易恐，坐立不安，畏风自汗，情绪不宁，恶闻喧哗吵闹，舌淡，脉细弱等，此属心虚胆怯、扰乱心神，治宜益气养心、镇惊安神。可选用人参、茯苓、茯神、远志、柏子仁、酸枣仁、琥珀、石菖蒲、当归等组成，用法根据病情酌量煎煮服用。

（6）窦性心律不齐：泽泻、白术各 100 克，桂枝 40 克、茯苓 50 克。打细末。每次冲服 6 克，每日 3 次。

（7）灸取穴。主穴：分为 2 组。①心俞、内关；②厥阴俞、神门。配穴：早搏加三阴交，心动过速加足三里，心动过缓加素髎，房颤加膻中、曲池。

注：年轻人由于处于生长、发育的旺盛时期，可能出现：①生理性的心律失常：如年轻人易激动、兴奋，从而交感神经兴奋而可出现窦性心动过速；如过度劳累，激动，饮酒过量，还可出现室上性阵发性心动过速；可能由于迷走神经张力增高而出现功能性的 1 度或 2 度房性传导阻滞。②病理性的心律失常：如无明显病史，往往症状不重，或明显疲劳后出现症状，多见于心肌炎病人，有的无明确病史。据症状体征考虑是较严重心律失常时，由心肌炎遗留的后遗症所致，或经辅助检查而确诊为先天性的心脏传导系统存在附加束所致。也有个别患者年轻体壮，心肌炎病史不明确，或有感染，发烧，未引起重视，心脏已存在潜在性心律失常的危险因素，但症状不突出，因突然剧烈运动而突然死亡，尸

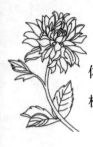

体解剖发现心肌炎症存在。因此，年轻人也应当有病及时治疗，定期体检有利于健康。

三十九、心血管神经官能症

心血管神经官能症是一种比较特别的疾病，它的症状表现在心血管、呼吸系统方面，但检查结果又表明一切正常；明明患者感觉很不舒服，却检查不出疾病。虽然大多数医生认为既然身体没有问题，就不必理它，但患者却感觉很不舒服，有时还会引起抑郁症，严重影响到患者的学习和工作。这种疾病又称为神经性血循环衰弱症、焦虑性神经官能症等。

这种疾病虽然不影响人的寿命，但它使患者长期处于患病的状态而不能正常生活和工作，所以不能置之不理。治疗时以调节为主，药物为辅。

（1）首先要了解这种疾病并不是真正的心脏病，减轻顾虑有助于减轻症状。

（2）设法改善生活和工作环境，避免容易引起病情加重的因素，如紧张、忧伤等。

（3）多进行体育锻炼，运动可以使你心情愉快、身体健壮，而这些可有效地减轻症状。

（4）各种办法都不能缓解病情，或症状很严重时可以用一些药物治疗，如镇静(中药类首选)。方剂：百合 30 克、淮小麦 39 克、莲肉 15 克、夜交藤 15 克、大枣 10 克、甘草 6 克、太子参 10 克。

煎服法：上药以冷水浸泡半小时，加水至 500 毫升，煮沸 15 分钟，滤汁，存入暖瓶内，不分次数，欲饮水时即取此药液饮之。适应症：神经官能症，神经衰弱，以神志不宁，心烦易躁，悲伤欲哭，失眠多梦，善惊易恐、心悸气短、舌淡红或嫩红，脉细弱或细数无力为主症，中医辨证属心阴不足，虚热内扰，或气阴两虚，心神失养者。加减法：①兼气郁者，加合欢花 30 克；②兼痰浊者，加竹茹 9 克，生姜 6 克；③兼湿阻者，加藿荷梗各 10 克。本方以甘麦大枣汤合百合汤，再加莲肉、夜交藤。以淮小麦、大枣、甘草益心脾之气；以莲肉、百合、大枣养血和营；以百合微寒之性，清内蕴之虚热；且淮小麦、百合、莲肉、夜交藤、大枣诸药，均有安神定志的作用。诸药合用，共奏养心阴、益心气、清虚热、安神定志之功。

四十、胃肠神经官能症

又称胃肠道功能紊乱，是一组胃肠综合征的总称，系高级神经活动障碍导致植物神经系统功能失常，主要为胃肠的运动与分泌机能失调，无组织学器质性病理改变，不包括其他系统疾病引起的胃肠道功能紊乱。临床表现主要为胃肠道的症状，可伴有其他官能性症状。本病相当常见，以青壮年为多。

治疗方法关键在于取得患者的高度信任与配合。医务人员需以认真负责的态度，胃肠神经官能症（便秘）耐心细致的解释工作，必要时可将有关的辅助检查，向患者提示，使其确信无器质性疾病，并对本病起病原因、疾病性质以及良好的预后等有所了解，以解除其思想顾虑，调动主观能动性，树立对疾病治愈的信心。同时应行各种有效的综合性治疗，包括暗示治疗，以调整皮层与内脏功能。

1. 西药治疗

调节神经功能，改善睡眠。根据病情，可选用下述药物与方法。

镇静剂：可给予利眠宁、安定、氯丙嗪、苯巴比妥、眠尔通或谷维素等。伴有精神抑郁的患者可酌有抗抑郁药。

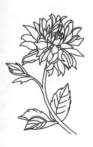

2. 中药治疗

神经性呕吐可用小半夏加茯苓汤加减。神经性嗳气用旋复代赭汤加减。情绪性腹泻可选用止泻药方或附子理中汤合四神丸加减。治疗主要以心理治疗为主，药物治疗为辅的综合治疗方法。神经官能症疗程较长需要长期坚持治疗。

肝郁气滞、心脾两虚、肾阴亏虚相对调理方剂：

（1）柴胡9克、枳壳9克、香附12克、白芍15克、厚朴6克、菖蒲12克、远志9克、郁金9克。

（2）人参10克、炙芪12克、当归15克、川芎9克、茯苓15克、炙远志6克、柏子仁10克、酸枣仁9克、五味子6克、炙甘草6克。

（3）熟地15克、茯苓15克、山萸肉10克、山药12克、丹皮10克、龟板10克、泽泻10克、柏子仁10克、炙远志6克、阿胶10克、炙甘草6克。

3. 经络治疗

（1）刺治疗体针治疗：取双侧体穴的内关、合谷、足三里、三阴交、太溪、行间、阳陵泉、风池穴，用平补平泻手法，每日或隔日一次，每次留针20分钟，10次为一疗程。

（2）推拿治疗：取俯卧位，自尾骨至大椎脊椎两旁，采用指旋推法，自下而上旋推3~5分钟。再点按肺俞、心俞、肝胆俞、膈俞、脾俞、八髎，约5分钟。

四十一、慢性结肠炎

泛指肠道的慢性炎症性疾病，其病因可为细菌、霉菌、病毒、原虫等微生物感染，亦可为过敏、变态反应等原因所致。临床表现为长期慢性、或反复发作的腹痛、腹泻及消化不良等症，重者可有黏液便或水样便。

1. 脾胃虚弱型慢性肠炎较常见

症状：大便时溏时泻，迁延反复，完谷不化，纳呆食少，食后不舒，稍进油腻食物，则大便次数明显增多，面色萎黄，神疲倦怠，舌淡苔白，脉细弱。

治法：健脾益气。

方药：参苓白术散主之。方中人参、白术、茯苓、甘草健脾益气；砂仁、陈皮、桔梗、扁豆、山药、莲子肉、苡仁理气健脾化湿，是治疗脾虚泄泻的常用方药。若脾阳虚衰，阴寒内盛，可配伍附子理中汤，以温中散寒；若久泻不愈，中气下陷，而兼有脱肛者，可投补中益气汤，重用黄芪、党参以益气升清，健脾止泻。

2. 肝气乘脾型

症状：素有胸胁胀闷，嗳气食少，每因抑郁恼怒或情绪紧张之时，即腹痛，腹泻，舌淡红，脉弦。

治法：抑肝扶脾。

方药：痛泻要方为主。方中白术健脾补虚；白芍养血柔肝；陈皮理气醒脾；防风升清止泻。共奏疏肝解郁、健脾止泻之功。

3. 脾肾阳虚型

症状：黎明之前，脐周作痛，肠鸣即泻，泻后则安，形寒肢冷，腰膝酸软，舌淡苔白，脉沉细。

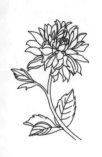

治法：温补脾肾，固涩止泻。

方药：理中汤合四神丸。

4.瘀阻肠络型

症状：泄泻日久，泻后不爽，腹部刺痛，痛有定处，按之痛甚，面色晦滞，口干不欲饮，舌边有瘀斑或舌质暗红，脉弦而涩。

治法：化瘀通络，和营止血。

方药：少腹逐瘀汤主之。方中以蒲黄、五灵脂与当归、川芎配伍为君药，合元胡、没药活血定痛；桂心、小茴香、干姜温经散瘀，使肠络瘀血得散，则泄泻腹痛而止。若气血瘀滞，化为脓血，大便挟有赤白黏冻，可与白头翁汤合用，以清热凉血，利湿解瘀。

建议：对慢性肠炎长期患者或症状反反复复的患者，建议可以用中药进行治疗，同时注意一下饮食习惯，比如按疗程服用针对症状的中药粗茶粉效果很好。

四十二、便秘

便秘是临床常见的复杂症状，而不是一种疾病，主要是指排便次数减少、粪便量减少、粪便干结、排便费力等。上述症状同时存在 2 种以上时，可诊断为症状性便秘。通常以排便频率减少为主，一般每 2~3 天或更长时间排便一次（或每周 <3 次）即为便秘。

治疗建议：便秘治疗在于建立合理的饮食和生活习惯。养成定时排便的习惯，可晨起饮用凉开水促进排便，避免抑制便意；平时多食用含纤维素多的食物和多饮水，避免久坐不动、多做放松性运动；调节好情绪和心理状态。有报警症状时应进行相关检查。对于部分慢性便秘者短时间的药物辅助治疗是必需的，有助于正常排便反射的重建。

便秘从病因上可分为器质性和功能性两类。各约占 50% 的病因。

长期服用缓泻药之类易形成依赖性，使便秘越来越严重。同时还会导致营养物质的丢失，引起贫血、水电解质失衡导致体重过低、抵抗力下降、营养不良等并发症。如果经常或大量摄入这些药物，也可扰乱水和电解质的平衡。长期服用药物也会引起其他肠道病变。所以建议检查出便秘的原因后对症用药，采用合理的治疗方法。

1. 如何应对便秘

（1）白开水通便法：简单易行的通便方法，每天早晨起来，喝几杯白开水，即可顺利通便。多喝白开水，不但能保证人体的需要，还可起到利尿、排毒、消除体内废物的作用。

（2）平时应多吃些含纤维素多的食物，如粗制面粉、糙米、玉米、芹菜、韭菜、菠菜和水果等，以增加膳食纤维，刺激和促进肠道蠕动。芝麻和核桃仁有润肠作用，可以适当多吃一点。

（3）要确定一个适合自己的排便时间（最好是早晨），到时候不管有无便意，或能不能排出，都要按时蹲厕所，只要长期坚持，就会形成定时排便的条件反射。

（4）进行适当的体力活动，加强体育锻炼，比如仰卧屈腿，深蹲起立，骑自行车等都能加强腹部的运动，促进胃肠蠕动，有助于排便。对于因病长期卧床的老年人，家人可给其做腹部按摩，由右上腹向左下腹轻轻推按，以促进其肠道蠕动。

（5）精神紧张、焦虑等不良情绪可导致或加重便秘。因此，要经常保持心情愉快，不要动辄生气上火，以避免便秘的发生。

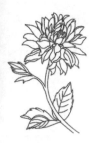

2. 方剂

（1）决明子治疗便秘：取决明子 20 克，放置茶杯内，以白开水冲浸，如泡茶叶一样，20 分钟后，水渐成淡黄色，香味四溢，即可饮用，喝完药液后，再加 1 次开水泡饮。

（2）芍甘汤加味治便秘：取生白芍 30 克，生甘草 20 克，枳实 15 克，加水 2 碗煎成大半碗，每天 1 剂，分 2 次服用。此法特别适用于老年、久病体弱的成人便秘患者，但孕妇慎用。

（3）黄芪建中汤：黄芪、女贞子各 20 克，桔梗 9 克，甘草、桂枝各 6 克，白芍、当归各 15 克，大枣 12 枚，生姜 3 片。饴糖适量。逐日 1 剂，水煎服，连服 10 天为 1 疗程，一般服药 1~2 个疗程。

（4）通便四物汤：生白术 40 克、肉苁蓉 20 克、生地黄 20 克、炒枳壳 10 克。水煎取液，早晚分服，逐日 1 剂。5 剂为 1 疗程，大便正常后再服 1 疗程以巩固疗效。

（5）枳实导滞丸：大黄 9 克、炒枳实 9 克、炒神曲 9 克，茯苓、黄芩、黄连、白术各 6 克，泽泻 6 克。上药研为细末，汤浸蒸饼为丸，逐日 1~2 次，每次 3~6 克。

注：药物虽然可以缓解便秘，但是根据临床经验，要想治疗便秘，患者日常生活中应多食蔬菜和水果，禁忌辛辣刺激性食物，保持肛门清洁及大便通畅，养成每天定时排便的习惯，才能彻底远离便秘。

四十三、泌尿系结石

是指在泌尿系统内因尿液浓缩沉淀形成颗粒或成块样聚集物，包括肾结石、输尿管结石、膀胱结石和尿路结石，常见病，好发于青壮年，近年来发病率有上升趋势。

一般人普遍认为尿结石不是什么大病，吃吃中药是可以排石的，但这话并不全对，我们认为如果出现腰酸、血尿等尿结石症状首先要做B超、X线及尿检以了解结石的大小、部位及肾功能情况，以便明确诊断，从而选择正确有效的治疗方法。

对于尿结石我们认为有下列几种治疗方法可以选择。

1. 中医中药排石

是最简单易行的方法，但一般仅适应0.5厘米左右的肾输尿管结石，而且要求排出通道无梗阻，若结石位于输尿管内大于2周，会影响肾功能，则必须予以处理。

中药方剂：①石韦30克、冬葵子30克、玉米须50克、车前子20克、生甘草10克、金钱草30克、水煎服、可排石。②石韦12克、冬葵子12克、瞿麦12克、滑石12克、车前子15克、金钱草15克、海金沙12克、鸡内金12克、芍药12克、甘草6克。若尿中带血加小蓟、生地、藕节以凉血止血。

把握中药排石疗法的适应症、疗法的条件是：

（1）结石直径小于1.0厘米，形状规则，表面光滑，并且与肾盂肾盏无粘连而游离于腔内者；

（2）泌尿道无明显畸形、狭窄和感染；

（3）无严重肾积水，肾功能尚好者；

（4）青壮年体质好，能配合大量饮水及参加有利排石的体育活动。只有充分了解用排石药的条件，患者才能对多种治疗手段作出最佳的自我选择。

服排石药应注意多饮水、勤活动，服药期间应大量饮水，每日2000~3000毫升，尽可能使尿量达到每日2000毫升以上。这样可稀释尿液，

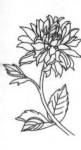

减少尿盐沉淀，有利于结石排出。要鼓励自己多跳、多跑，常做体操，促使结石移动、下降，以利自行排出。

2. 体外冲击波碎石术

这项技术 20 世纪 80 年代应用于临床，现已十分成熟，其对 1 厘米以下的肾、输尿管及膀胱结石均有显著疗效。可以作为普通尿结石的首选治疗，但是必须要求肾功能良好，尿路通畅。

3. 腔内气压弹道碎石术

对输尿管各段结石，成功率达到 98% 以上，大大弥补了体外冲击波碎石术的不足，尤其适于抢救尿结石导致尿毒症、肾绞痛、下尿路结石梗阻等泌尿系急诊。

4. 腔内钬激光碎石术

其以治疗输尿管结石为特长，比气压弹道碎石更简便，省时，碎石更彻底，钬激光能将结石碎成粉末状，而对周围组织无损伤，同时还可以处理结石并发的输尿管狭窄，肿瘤等。

5. 微创经皮肾穿刺取石术

主要用于肾巨大多发结石，输尿管上段巨大结石，肾结石术后复发的治疗，与开放手术相比，病人恢复快、创伤小。

经过上述五种治疗方法的使用，可以使 95% 以上结石病人免除开放性手术，这是泌尿外科史上重大的历史性进步。但仍有少数病人还必须用传统的开放性手术或腹腔镜手术来取除结石并处理伴随疾病。总之，对于泌尿系结石应根据病情的不同而采取不同的治疗方法，才能取得最佳效果。

四十四、甲状腺功能亢进

简称甲亢，是甲状腺过多地分泌甲状腺激素而引起的。本病多见于女性，男女得病之比为 1 : 4，各种年龄均可发病，但以中青年发病者最多。甲亢的主要临床症状有甲状腺肿大、食欲亢进、体重减轻、心动过速。情绪容易激动、怕热、出汗、手抖。

目前西医治疗甲亢的常用方法有药物治疗、手术治疗、放射性碘治疗和中医治疗等。

中医治疗：中医认为甲亢是机体脏腑功能失衡，循环系统传导偏离，分泌过量甲状腺素而出现的身体代谢紊乱所致。中医治疗甲亢，在治标的同时逐其根源，调理脏腑的功能，达到自身脏腑功能的完善，促进机体自身免疫系统的修复。并靶向传击器腺体分泌偏离，不断对进入血循环系统的甲状腺素进行转换及稀释，从而彻底治疗甲亢。

（1）用党参、黄芪、桑葚、女贞子、龙骨（煅）、牡蛎（煅）各 15 克，羚羊角 3 克，天竺黄、夏枯草、墨旱莲、延胡索（醋炙）、玄参、枸杞子、茺蔚子、白蒺藜、白芍各 10 克。数十种天然中草药辨证施治。用于甲状腺功能亢进引起的突眼、多汗、心烦、易怒、心悸心慌、口渴咽干，多食消瘦、颈部肿大、四肢震颤等症状。

（2）生石膏 50 克，白芍、生地、玄参、麦冬、丹皮、夜交藤、白芥子、黄芪、车前子、黄芩、浙贝母、柴胡、石斛、山慈菇各 15 克，牡蛎 30 克。主治心悸，水肿，烦躁易怒，口干，渴而欲饮，食欲旺盛，伴有目外凸，发热，畏光。

四十五、美尼尔氏综合征

又称迷路积水，是由于内耳的膜迷路发生积水，以致出现发作性眩晕、

耳鸣、耳聋、头内胀痛症状的疾病。美尼尔氏综合征常见于中年人，初期多为单侧，随着病情的发展，9%~14% 的患者可发展为双侧。病因不明，很多学者认为应属于身心疾病的范畴。美尼尔氏综合征，发病的主要症状是眩晕。1861 年，Meniere 医生首次对眩晕病人的平衡器官作了解剖，发现平衡器官有异常病理改变，压力增大，循环障碍，保持不了液体平面，从而揭开了眩晕的由来。

权威人士说：至今没有找到有效的药。手术以开窗减压缓解为主。所以美尼尔氏综合征仍然是世界公认的疑难症。

1. 一般治疗

发作时要静卧，戒急躁，进清淡低盐饮食，限制入水量，忌用烟、酒、茶。在间歇期要鼓励病人锻炼身体，增强体质，注意劳逸调度适当。

2. 手术是一种缓解性的治疗

不是所有的美尼尔氏综合征的患者都可以手术，手术只适用于药物治疗无效，病人又丧失工作能力的。局限于单侧有病的患者。

3. 中药治疗

白姜散：白果仁 60 克，干姜 12 克。用法：上药烘干共研末，分成 8 份，每份 9 克。每天早晚饭后以红枣 12 克，黄芪 20 克煎水各服 1 份。体虚不甚者用温开水送服也可。正确的补法，要根据药性选用，从辨证的角度分析，凡是眩晕症的病人，治疗的方法多数是以辨证论治。

注意：选好引经药（药引子）。

美尼尔氏综合征的主要病所，重要部位体积小到毫米，而且在颞骨内、靠内耳，目前世界范围内，所用的药穿透不到病变部位，要选择理想的引经药，通过引经药使有效治疗眩晕药到病所发挥中药的特效。特推荐本方中西医结合治疗：泽泻、黄芪各 30 克，白术、茯苓各 20 克，姜半夏、党参各 15 克，竹茹、当归、柴胡、生甘草各 10 克，升麻、陈皮各 9 克，川芎、丹参、天麻各 10 克，石菖蒲、牛膝各 12 克。加减法：肝风上扰加钩藤、黄芩，栀子，夏枯草，石决明。痰浊性加胆南星，瓜蒌仁。气血亏虚加党参 30 克，阿胶，鸡血藤，当归，女贞子，旱莲草。同时西药治疗：西比灵 5 毫克，日 1 次。晚上口服，连服 5 天。总有效率 100%，治愈率也很高。

四十六、坐骨神经痛

坐骨神经痛是指坐骨神经通路及其分布的疼痛，即在臀部大腿后侧、小腿后外侧和足外侧的疼痛。若疼痛反复发作，日久会出现患侧下肢肌肉萎缩，或出现跛行。坐骨神经是支配下肢的主要神经干。坐骨神经痛又属于腰腿痛的范畴，有部分是由腰椎突出压迫坐骨神经所致。

1. 针灸理疗

（1）揉法。沿腰背部顺行向下至小腿进行揉摩，以放松身体，舒通经络使气血得以畅通。

（2）推法。用双手掌根沿脊柱两侧自背部开始推至臀部，以调达气血、疏通经络，使腰背肌肉得以调整。

（3）按揉推理法。沿受累的神经路线重点按揉至小腿，以松解肌肉，改善受累区血液循环，恢复麻木区的神经组织。及沿大腿后侧顺行向下至跟腱进行推理，使下肢整体气血流通，肌肉舒展。

（4）翻身仰卧，采用捏拿法。捏拿股四头肌，改善肌肉弹性，恢复肌张力。

（5）点穴法。自腰部开始依次点按肾俞、环跳、承扶、殷门、风市、

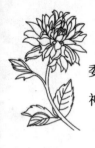

委中、阳陵泉、承山、昆仑、涌泉穴，以通经活络，改善神经传导，促进神经组织恢复。

（6）摇法。仰卧位屈膝屈髋后进行旋转摇运，以松解通利腰骶关节与椎间关节，调整关节内在平衡。

引起坐骨神经痛的原因虽多，但其中最为常见的，是腰椎间盘突出症，且多为第4到第5腰椎间盘或第5腰椎到骶骨间的椎间盘突出。因而，在绝大多数情况下，坐骨神经痛可能就是腰椎间盘突出症。在骨科门诊，我们发现：除了腰椎间盘突出可以引起坐骨神经痛以外，还有不少疾病也可以引起这种症状。比较常见的有腰椎管狭窄症、腰椎滑脱症、梨状肌综合征、强直性脊柱炎和腰椎管肿瘤等。需要指出的是：腰椎间盘突出症并不见得一定表现为坐骨神经痛。

所谓一些治疗坐骨神经痛的神奇偏方是不成立的。坐骨神经痛分为原发性和继发性的坐骨神经痛，都是由于突出脊髓压迫神经所致，一般的治疗坐骨神经痛的偏方是没有可能治疗好的。

如果是因为腰椎间盘突出所引起的坐骨神经痛，可以选择一些偏方来治疗。俗话说"偏方治大病"，选用偏方治疗腰椎间盘突出症，如果应用得当，也会取得很好的疗效。治疗腰痛、下面是一些腰椎间盘突出症常用的有效偏方，供患者根据自己的情况选用。

方一：制马钱子5克，土鳖虫10克，牛膝15克，麻黄5克，僵蚕10克，全蝎15克，甘草10克，乳香15克，没药15克，苍术10克，元胡10克。上药焙干后研粉，分装胶囊，每粒含生药0.3克。

每晚临睡前口服4粒，逐日增加1粒，最多不超过8粒，以黄酒30~50毫升冲服。主治急性腰椎间盘突出症，属血瘀型。本方活血化瘀，能改善局部血液循环，有利于消除炎症、水肿，对腰椎间盘突出症引起的腰痛有良效。

方二：川乌 10 克，制草乌 10 克，细辛 6 克，牛膝 15 克，乳香 10 克，没药 10 克，川芎 15 克，桂枝 12 克，甘草 6 克．皂刺 30 克，独活 9 克，肉桂 6 克，姜黄 15 克，苍术 15 克，薏仁 30 克，防己 9 克。水煎服，每日 1 剂，日服 2 次。

方三：独活 15 克，灵仙 12 克，千年健 10 克，杜仲 12 克，牛膝 15 克，续断 12 克，木瓜 10 克，鸡血藤 30 克，当归 12 克，川芎 9 克，地龙 10 克，制南星 10 克，白芷 10 克，黄柏 10 克，红花 10 克，羌活 10 克，苍术 15 克，桃仁 15 克，防己 15 克，元胡 15 克，龙胆草 6 克，神曲 12 克，桂枝 12 克。水煎服，每日 1 剂，日服 2 次。

2. 坐骨神经痛运动疗法

坐骨神经痛多发于单侧，夜间加重，咳嗽、大便时加重。坐骨神经痛分为原发性和继发性两种。原发性的主要是由于坐骨神经炎症病变引起；继发性的则多由腰椎间盘突出症，腰椎增生，腰和臀部的软组织损伤以及盆腔、椎管内病变引起。患者除避免着凉外，适当加强腰腿部功能锻炼，会获得良好效果。

左右摆腿。站立位，双手扶墙，轮流向左右方向摆腿，摆动时足部不触地面。

交替直腿上抬运动。仰卧位，轮流将左右腿伸直后抬起，经常锻炼可逐渐提高抬举角度。

踏自行车运动。仰卧位，两下肢像骑车般轮番踩踏，踩踏幅度可逐渐增加。

正坐举腿。坐位，两腿紧靠或夹上一本厚书，直膝，脚跟着地，手握凳边，抬腿过脐，随即放下。开始时患腿未必抬得很高，坚持锻炼后患腿的抬高程度会逐渐增加。

平坐推腿。坐位，足跟着地，足尖跷起，两手平放大腿上，随即向前弯腰，

两手同时推向足部。初练时两手很难推到足部，坚持一段时间会收到良好的效果。

蹲跳。双手扶凳，左腿屈膝下蹲，右腿尽量向右侧伸直，如此左右交替进行。

四十七、神经衰弱

属于心理疾病的一种，是一类精神容易兴奋和脑力容易疲乏、常有情绪烦恼和心理生理症状的神经症性障碍。神经衰弱是由于大脑神经活动长期处于紧张状态，导致大脑兴奋与抑制功能失调而产生的一组以精神易兴奋、脑情绪不稳定等症状为特点的神经功能性障碍。特征是易兴奋，易激惹，易衰竭，常有失眠、头痛、抑郁、注意力涣散，记忆力减退和情感脆弱等。

1. 中西医和现代医学对神经衰弱病因的理解

西医认为是超负荷的体力或脑力劳动引起大脑皮层兴奋和抑制功能紊乱，而产生神经衰弱综合征。中医认为七情，即：喜、怒、忧、思、悲、恐、惊等不良情感会诱发疾病。而现代医学研究证明：神经衰弱多是抑郁症。

（1）对于神经衰弱严重的病人可以尝试以下的服用方法，夜交藤30克，五味子15克，合欢皮15克，菌灵芝30克（先熬），酸枣仁15克，茯神15克，当归15克，熟地15克，刺五加30克，磁石40克，水煎服。服用一段时间可以起到治疗失眠、降血压、增强机体防御能力等作用。

（2）复合处方治疗。神经衰落是神经官能症之一，是一种常见不易治愈的疾病，目前治疗方法除以上还有复合处方治疗，就是采用中西医处方结合治疗，在这方面比较优秀的有复方苯巴比妥溴化钠片等。

（3）物理治疗。① 利用磁场作用于局部的经络、穴位和病灶局部，通过长时间的刺激调节，使大脑和各脏腑生理机能恢复正常，改善睡眠，磁疗已成为物理治疗的主要方法之一。② 浴疗法：如氡泉、硫化氢泉、氯化钠泉、碳酸泉及温水浴：温度为 37℃~38℃，每日 1 次，15~20 分钟，20 次为 1 个疗程。

（4）针灸疗法：配穴：额部、头部、眉弓、神门、足三里、三阴交、百会、四神聪。

2. 神经衰弱患者要注意心理养生

（1）学会自我调节，加强自身修养，以适当方式宣泄自己内心的不快和抑郁，以解除心理压抑和精神紧张。家人及周围的人要努力给其创造一个和谐的环境，使其生活得轻松、愉快，减少思想负担，有利早期治愈。

（2）正确认识自己：对自己的身体素质、知识才能、社会适应力等要有自知之明，尽量避免做一些力所不及的事情，或避免从事不适合自己的体力和精神的活动，好高骛远，想入非非，杞人忧天，为了名利和地位而费尽心机都是不好的。

（3）培养豁达开朗的性格：自己的脾气、性格一旦形成，一朝一夕是很难改变的。天下无难事，只怕有心人。只要你对培养良好的性格有心有意，良好的性格自然会对你有情有义。

（4）提倡顾全大局：遇事要从大事着想，明辨是非。如处理人际关系时，提倡严于律己，宽以待人，互相理解、体谅，是防止人际关系紧张的有效方法之一。在处理家庭关系、同事关系、邻里关系或上下级关系时，尤应如此。

（5）善于自我调节，有张有弛：对于工作过于紧张、过于繁忙，或学生学习负担过重以及生活压力很大的人，都有必要自我调节，合理安排好工作、学习和生活的关系，做到有张有弛，劳逸结合，这样做还能提高

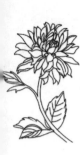

工作效率。

四十八、中暑

感受暑邪引起的以高热汗出或肤燥无汗，烦躁，口渴，神昏抽搐，或呕恶腹痛为主要表现的疾病。是指在高温和热辐射的长时间作用下，机体体温调节障碍，水、电解质代谢紊乱及神经系统功能损害的症状的总称。2010 年 7 月，"中暑"被列入了国家法定职业病目录。

1. 现代治疗用药

热痉挛和热衰竭患者应迅速转移到阴凉通风处休息或静卧。口服凉盐水、清凉含盐饮料。有周围循环衰竭者应静脉补给生理盐水、葡萄糖溶液和氯化钾。一般患者经治疗后 30 分钟到数小时内即可恢复。热射病患者预后严重，死亡率达 5%~30%，故应立即采取以下急救措施。

2. 中医救治

加味人参白虎汤：人参 10 克、石膏（生）60 克、知母（生）15 克、粳米 15 克、甘草 5 克、苍术 12 克、麦冬 10 克、藿香叶 15 克、山药 10 克。水煎服。要特别注意给水，勿使身体水分丧失过多而导致脱水。可加 5 克食盐补液同温开水 600 毫升服用。

服用方便的中成药：建议在外出时，最好随身携带一些防暑的药物，如人丹、十滴水、藿香正气水等，并保证定时更换。人丹的主要成分是薄荷冰、滑石、儿茶、丁香、木香、小茴香、砂仁、陈皮等，具有清热解暑、避秽止呕之功效，是夏季防暑的常用药；婴幼儿、孕妇禁用。藿香正气水药效比较峻猛，小儿和年老体虚者应在医生指导下服用。还要注意的是，酒精过敏者应慎用藿香正气水，可选择其他剂型。另外，含有藿香、苍术、厚朴、茯苓等成分的保济丸与藿香正气水作用相似，可用于暑湿感冒。此外十滴水用来治疗的中暑，属于暂短的急性疾病，病程仅数十分钟或数小时，故在发病时服药即可。需要提醒的是，十滴水中的樟脑成分对孕妇和胎儿有害，要慎用。药店里还有十滴水软胶囊，服用相对方便，只是药力稍逊。最后要提醒，如果中暑后服用祛暑药一天后症状没有得到改善，一定要尽快去医院就诊。

3. 穴位急救法

由于中暑而致头晕、晕厥（包括休克、昏迷等）等症。如晕倒，用手指甲刺激人中穴（鼻唇中间上 1/3 处）；舒缓胸口的不适，可加按内关穴（腕纹上二寸）；用按摩或刮痧方式刺激中指尖端，百会穴（头顶部两耳尖边线之中点），涌泉穴。

4. 夏季清热解暑偏方

（1）饮杨梅酒预防中暑。鲜杨梅 500 克，白糖 80 克。将杨梅洗净，加白糖共装入瓷罐中捣烂，加盖（不密封，稍留空气），7~10 天自然发酵成酒。再用纱布绞汁，即成约 12 度的杨梅露酒，然后倒入锅内煮沸，待冷装瓶，密封保存，时间越久越佳。夏季饮用最宜。功效为预防中暑。

（2）红糖绿豆沙解暑祛热毒。绿豆 100 克，红糖 25 克。将绿豆煮烂，用勺在锅中捣碎如泥，再以文火煮至无汤，加红糖调味即成。食之。清热解毒，治小儿暑热生疮疖。夏季炎热时小儿常食用解暑清热，除烦解渴之功用。

四十九、更年期综合征

由雌激素水平下降而引起的一系列症状。更年期妇女，由于卵巢功能

减退，垂体功能亢进，分泌过多的促性腺激素，引起植物神经功能紊乱，从而出现一系列程度不同的症状，如月经变化、面色潮红、心悸、失眠、乏力、抑郁、多虑、情绪不稳定、易激动、注意力难以集中等，称为"更年期综合征"。大多数妇女由于卵巢功能减退比较缓慢，机体自身调节和代偿足以适应这种变化，或仅有轻微症状。中医认为更年期综合征是肾气不足，天癸衰少，以致阴阳平衡失调造成。因此在治疗时，以补肾气、调整阴阳为主要方法。

更年期综合征患者，如果症状较轻，适量服用一些维生素 B₁ 和谷维素等，有一定调节作用，但治疗需要采用中医调理，可以取得快速理想的效果。西医常用性激素疗法。

更年期综合征中医调理：强调调养以固肾为主，兼以疏肝腱脾。

（1）方组成一：生地 15 克，浮小麦、大枣、紫石英、制首乌各 20 克，白蒺藜、无花果各 6 克，仙灵脾、当归、白芍各 10 克，山药各 15 克，枸杞子、女贞子、山萸肉各 12 克，丹皮、茯苓、泽泻各 10 克。加减：血压高加珍珠母；腰痛加川断、桑寄生；失眠加夜交藤、合欢皮。肝肾阴虚加旱莲草、决明子；脾肾两虚加仙茅、菟丝子、党参、白术；肝气郁结加柴胡、川楝子；心神不交加枣仁、茯神、五味子、牡蛎、龙骨；气滞血瘀加桃仁、红花。用法：每日 1 剂，水煎，分 2 次服。

（2）方组成二：菟丝子 30 克，白芍 30 克，当归 30 克，山药 15 克，茯苓 10 克，荆芥穗 6 克，柴胡 10 克，仙茅、仙灵脾、巴戟肉、太子参、桑葚子、百合各 10 克，熟地、首乌各 18 克，知母 9 克。加减：头晕腰瘦、经量多加女贞子、旱莲子；失眠多梦加枣仁、柏子仁；心烦易怒、舌红加栀子、珍珠母；面部潮红加生地、黄柏各 10 克。用法：每日 1 剂，水煎，分 2 次服。

五十、不明原因的皮炎

不明原因的皮炎多数属于变应性接触性皮炎或过敏性皮炎，就是目前对皮炎的原因尚不明了。近几年来我们用自拟中药方外洗治疗不明原因皮炎，临床疗效满意。

（1）组方一

紫草15克，苦参、黄柏、白藓皮、川芎、蛇床子各30克，防风、荆芥、满天星、滑石、明矾各20克，扁蓄、车前子各30克，苍术20克，当归、赤芍各30克。用法：取上方1剂，加水5000毫升，煎30分钟，药渣浸入其中，以不烫伤皮肤为度药浴或熏洗患处，每次30分钟，每天1次，1剂用3天，2剂为1疗程。

（2）组方二

乳香、没药、白芨、大黄、黄连、紫草各9克，轻粉3克，冰片2克。共为细末，用麻油或加凡士林适量，调涂患处，日1~2次。以上患处破溃出血者慎用。

五十一、亚健康调理

亚健康是中西医学面临的重要课题，中医药在调治亚健康方面，具有其他医学体系所不可替代的优势，相信中医药也会为人们的健康发挥越来越重要的作用。

1. 现代医学亚健康

即指非病非健康状态，这是一类次等健康状态（亚即次等之意），是介乎健康与疾病之间的状态，故又有"次健康""第三状态""中间状态""游移状态""灰色状态"等称谓。有不少研究者认为亚健康者约占

人口的 60%。国内外的研究表明，现代社会符合健康标准者也不过占人群总数的 15% 左右。有趣的是，人群中已被确诊为患病，属于不健康状态的也占 15% 左右。如果把健康和疾病看作是生命过程的两端的话，那么它就像一个两头尖的橄榄，中间凸出的一大块，正是处于健康与有病两者之间的过渡状态——亚健康。

2. 传统医学中的"亚健康"

《黄帝内经》有曰："圣人不治已病治未病，夫病已成而后药之，乱已成而后治之，譬犹渴而穿井，斗而铸兵，不亦晚乎？"由此可鲜明地看出我们的祖先已认识到对疾病应"未雨绸缪、防患于未然"的重要。

3. 主要临床表现亚健康这一提法在国外已有 10 年左右的时间，在我国是 1996 年 5 月才提出的

（1）躯体症状：精神萎靡，面色灰暗，头胀头疼，视力模糊，体温异常，倦怠无力，口吐黏物，呃逆胀满，食欲不振，失眠健忘，反应迟钝，皮肤干燥。

（2）心理症状：情绪不稳，抑郁寡欢，忧伤焦虑，孤僻多疑，懊恼颓唐，急躁易怒，或恐惧畏缩。

（3）社会表现：人际关系紧张，家庭不和睦，工作、学习效果差，无自信进行正常社会交往及承担相应的角色和责任。

4. 亚健康的成因及治疗

中医对亚健康状态的调理作用西药目前尚无特效之品，多选镇静药、抗焦虑药、抗忧郁药，应用后易产生依赖成瘾和抗药性，并出现副作用，导致原发症状加重。故中药应当是最佳选择。中医学早已认识到亚健康

状态同样可以通过食疗来调节。用药，不如先调整不适宜的饮食。可见食疗是中医排解未病亚健康状态的重要手段。中医"寓治于食、医食同宗、药食同源"的食疗养生营养方法对保健强身、促进亚健康态向健康态转化确有重要实用价值。中医调理亚健康存在的优势在于中医开出的中药是复方，是针对人体全身的调理。我们的针灸、按摩都在全身的调理方面有独到之处。所以中医治病不是一种对抗性的，而是通过调理来调动人体自身的免疫力。中医的针灸、按摩、太极拳等方法，可以通过这种调理，通过自身的锻炼，使人的机能状态得到调整。这也就是中医常说的"上工治未病"。

造成亚健康状态的主要原因是情志内伤、饮食失宜、过度劳逸。强烈、突然或持久的精神刺激，能影响人体的气机，使气机升降失常，脏腑气血功能紊乱。脾主运化水谷精微，胃主受纳腐熟水谷，长期饮食失宜，必伤脾胃。脾胃不健，就会造成气血生化之源缺乏。正常的劳逸有助于气血疏通，恢复体力。要做到"形劳而不倦"，否则，"久视伤血，久坐伤肉，久行伤筋，久立伤骨，久卧伤气"。过劳势必伤正，过逸会使气血运行不畅，脾胃功能呆滞，从而导致机体抵抗力降低。肾为人一身之本，有濡养脏腑之功，亚健康状态往往由于肾阴亏损，津液暗耗，导致脏腑的虚损而功能紊乱。由此可见，亚健康的中医病机主要是各种病因累及脾、肾两脏所致。因此，中药食疗对亚健康状态的调理作用也应以脾、肾两脏论治为主，但临证时可随证兼以疏肝解郁、养心安神、润肺益肾、滋血补气等有的放矢地治疗。

（1）补肾。肾为五脏之根，为人的"先天之本""生命之源"，肾是人体的"发动机"，肾中精气盛衰与人的生长、发育、生殖和衰老有着密切的关系。肾气足则身体健，肾气虚则百病由生。而肾虚又分肾阴虚和肾阳虚。肾阴虚表现为：腰膝酸软，五心烦热。头晕耳鸣，失眠健忘，盗

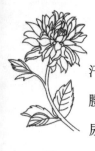

汗，脱发，男子遗精早泄，大便秘结等表现；肾阳虚则会出现精神疲惫，腰膝冷痛酸软，形寒肢冷，手足不温、怕冷、阳痿、夜尿频多，小便清长，尿失禁，或小便不利，水肿等症状或体征。因此，中药食疗调理亚健康状态时注意补肾，使肾气充足，身体强健。

（2）健脾。脾为后天之本，气血化生之源。主肌肉、四肢。主运化水谷精微和水湿。《素问集注·五脏生成篇》曰："脾主运化水谷精微。以生养肌肉，故主肉。"如果饮食不知节制，劳逸过度，情志失调，日久不愈，就会损伤脾胃，导致脾胃虚弱，运化功能减退，气血生化不足，影响四肢肌肉运动与抗疲劳的能量合成和供应，出现四肢肌肉无力，头晕头痛，食欲不振，腹胀腹泻等，进一步可以发展为心脾两虚、脾肾两虚、肝脾两虚等。表现为极度疲劳、头痛、健忘、多梦、失眠、关节疼痛、四肢肌肉酸楚疼痛、沉重不适等症状。

5. 中医对亚健康的治疗

中医养生的原则在情志、戒私欲、远房事、适四时、节饮食、运动、服饵等都属亚健康治疗。

中医学认为，人体的阴阳平衡才是健康的标志，然而这种平衡是动态的平衡，且受外界环境的影响，显然要使之达到绝对的平衡是不可能的，也就是说"亚健康状态"是客观存在的，于是，祖国医学有了调和阴阳、补偏救弊、促进阴阳平衡的治疗原则。在治疗手段上则提出"药以祛之，食以随之"的方法，以食物扶助正气，并确立了"五谷为养，五果为助，五畜为益，五菜为充"的配膳原则，还提出应做到酸、苦、甘、辛、咸的"五味调和"，不能偏食偏嗜，这种使人体趋于健康的饮食结构具有科学性，也是人们常说的"药补不如食补"的道理所在。选用食疗是调整"亚健康状态"的最佳方法。

通过以上的亚健康调理理论结合现代医学的方法，笔者得到了调理的最主要两大手段即中医中药和中医经络；有选择性或以一个为主一个为辅的治疗和调理养生方式。其中广义的中医中药就是药食同源之说，也就是食疗调理亚健康重要手段；狭义的中医中药是指针对性强的中药方剂，对有症状或是疾病调理和治疗的主要手段。再者中医经络广义之说是包括所有运动，甚至你的呼吸吐纳，也就是生命在于运动之说；狭义的中医经络主要为中医针灸、推拿、气功、刮痧、火罐等针对性治疗和调理的主要方法。

中医中药调理主要是结合体质学，来调理机体的偏颇。具体方案还要因人而异。

列举几个体质相应的调理方式。

（1）气虚体质（较为常见）属虚的体质，面白少华，气短懒言，易出汗，食少，易疲乏，舌淡红，舌体胖大，脉虚缓。饮食调理：可多吃补气的食物，如菱角、荔枝、葡萄、土豆、山药、鲢鱼、鳝鱼等。特别推荐补虚症很好的山药，同时，平和的它也是很好的养生食物。食谱推荐：十全大补鸡（党参10克、白术10克、白茯苓10克、甘草5克、当归6克、川芎3克、熟地10克、白芍10克、黄芪10克、肉桂2克、乌骨鸡或小母鸡1只、姜3片、大枣2枚），鲫鱼黄芪汤。

（2）血虚体质（气虚者常兼有血虚）

面色萎黄或淡白，唇甲无华，头晕眼花，心悸怔忡，失眠健忘，或肢体麻木，舌淡脉弱。

形体特征：面色苍白，唇甲淡白，两目干涩，四肢麻木等。性格特征：比较内向，胆小，不善交际。发病时倾向于头晕头疼，心悸，失眠。对外界环境适应能力：不喜欢冬天和夏天。饮食调理：多食补血的食物，猪肝、黑米、大枣、花生、樱桃、椰子、龙眼肉、黑芝麻、南瓜等。特别推荐桂圆，

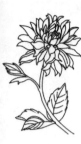

可补血，还有丰胸的作用。食谱推荐：四物汤炖鸡、五彩蒸鱼。

（3）阴虚体质(血虚易发展为阴虚)属虚热体质，形体多消瘦，心烦颧红，手足心热，午后尤甚，口燥咽干，目干涩，眩晕耳鸣，睡眠差，便干燥，舌红苔少而干，脉细数。形体特征：形体瘦长。心理特征：性情急躁、外向好动、活泼。容易患阴亏燥热病变，喜欢冬季。饮食调理：多吃补阴的食物，如鸭肉、荞麦、小麦、甲鱼、银耳、黑木耳等。食谱推荐：益气养阴排骨汤(黄芪15克、山药、玉竹10克、麦冬10克、石斛10克、姜2片、小排骨250克，要滋润皮肤者还可加入白芷)，芝麻拌双耳(黑木耳和银耳)。

（4）阳虚体质(气虚易发展为阳虚)属虚寒体质。饮食调理：多吃补阳的食物，如羊肉、白菜、番茄等。食谱推荐：当归生姜羊肉汤。中成药选择金贵肾气丸、附子理中丸等。

（5）湿热体质：易患痤疮，黄疸，淋症，火热等病。对气温偏高，湿热交蒸气候难适应。食疗同痰湿体质，忌辛辣刺激食品。方药选龙胆泄肝汤、茵陈蒿汤等。多食西红柿、绿豆、苦瓜、薏米仁、草莓、芹菜等。

（6）痰湿体质：体胖腹大，面部皮肤油脂较多，汗多且黏，眼泡微浮，胸闷脘痞，身重发沉，困倦，喜食肥甘黏腻之物，便溏。饮食调理：要控制体重和改善饮食习惯。要多吃祛湿的食物，如白扁豆、薏苡仁、香菇、陈皮、鲈鱼等。食谱推荐：白扁豆肉片汤、香菇焖鲈鱼。

（7）瘀血体质：面色多晦暗，口唇暗淡或紫，眼眶黯黑，肌肤甲错，或生症瘕，刺痛，痛处固定不移，舌体黯紫有瘀点，脉细涩或脉率不齐。瘦人居多，性格易内郁、易烦、急躁健忘。皮肤暗、眼眶偏黑、痛经等。易出血、肿块、中风、得冠心病等。不耐风寒。饮食调理：要做好护暖工作。要多吃活血的食物，如荠菜、佛手、黑木耳、洋葱、藕、桃子、栗子等。食谱推荐：鲤鱼赤豆汤。方剂可选用四物汤加减。

（8）气郁体质：神情郁闷，胸胁胀满，走窜疼痛，善太息、嗳气呃逆，咽有异物感，或乳房胀痛，痛经。瘦人居多，性格内向不稳定，长期情致不畅，敏感脆弱。发病倾向为抑郁症、失眠等。女性容易乳房胀痛等。对精神刺激适应较差。饮食调理：多吃理气的食物，如佛手、橙子、白萝卜、莴苣等。食谱推荐：萝卜丝炒牛肉、黄芪红烧莴苣。中药可选用香附、乌药、青皮、小茴香、郁金、川楝子等。也可用中成药越鞠丸。

6. 摆脱亚健康困扰的合理方式

（1）保证合理的膳食和均衡的营养。其中，维生素和矿物质是人体所必需的营养素；人体不能合成维生素和矿物质，而维生素 C、B 族和铁等对人体尤为重要，因此每天应适当地补充多维元素片。

（2）调整心理状态并保持积极、乐观；及时调整生活规律，劳逸结合，保证充足睡眠。

（3）增加户外体育锻炼活动，每天保证一定运动量。

绝大多数脑力劳动者平日里运动少，饭量小，食物越来越精，对维生素和各种矿物质的摄取常难以满足需要。为了尽快摆脱亚健康状态，建议这些人群每日摄取一定量的维生素和矿物质补充剂。每日吃上一个水果，如苹果、葡萄、番茄等，帮助改善体质，增强抵抗力，全面巩固健康基础。所以主动补充营养素也是帮助您远离亚健康的有效途径。

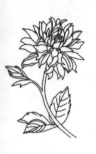

参 考 文 献

1. 何博纳. 中国太医养生与现代医学研究 [M]. 宋晓斌，译. 北京：中医古籍出版社，2013.

2. 王清和，王学典. 找准体质再养生 [M]. 吉林：吉林出版集团有限责任公司，2010.

3. 高学敏. 中药学 [M]. 北京：中国中医药出版社，2007.

4. 袁其伦. 袁氏新医药模式与临床 [M]. 北京：人民军医出版社，2012.

5. 吴勉华，王新月. 中医内科学 [M]. 北京：中国中医药出版社，2012.

6. 裴景春. 中医五官科学 [M]. 北京：中国中医药出版社，2009.

7. 施红. 中西医临床医学概论 [M]. 北京：人民卫生出版社，2012.

8. 宋俊生，杜元灏，于春泉. 中医药调治亚健康 [M]. 北京：中国中医药出版社，2009.

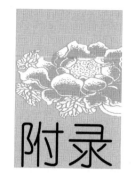

附录1 《黄帝内经》与诺贝尔奖

附录

　　我们的古人认识世界的方法与现代科学是完全不同的。不同的认知方法，不同的探索途径，可能会使两种理论的差别犹如天壤之别。所以我们的古人也许得益于自己认知世界本原的独特思路，从而在数千年前就洞彻了这个世界的本质，这也不是不可能的事情。所以不管有没有史前文明，河图洛书所蕴含的深刻道理肯定是没错的，河图洛书所揭示的就是这个世界的最深刻的本质。现在，我们就可以理直气壮地说，以《黄帝内经》为代表的中医理论就是这个世界上最完美的理论。中医理论是如此的完美，甚至连相对论和量子理论都被包含在内，那为什么没见中医理论获得诺贝尔奖呢？中国女科学家屠呦呦最近凭借发现"青蒿素"荣获2011年拉斯克临床医学奖，有报道称她是"距离诺贝尔奖最近的中国女人"。其实中医理论已经获得了不少诺贝尔奖，只是发给别人了。比如杨振宁和李政道因为发现宇宙不守恒原理而获得诺贝尔物理学奖。而宇宙不是完全对称的这一点，在《黄帝内经》中不过是一条常识。《素问·阴阳应象大论》讲："天不足西北，故西北方阴也，而人右耳目不如左明也。地不满东南，故东南方阳也，而人左手足不如右强也。帝曰：何以然？岐伯曰：东方阳也，阳者其精并于上，并于上则上明而下虚，故使耳目聪明而手足不便也。西方阴也，阴者其精并于下，并于下则下盛而上虚，故其耳目不聪明而手足便也。故俱感于邪，其在上则右甚，在下则左甚，此天地阴阳所不能全也，故邪居之。"类似的例子其实还有。比如中国中医研究院的黄龙祥教授就在其著作《中

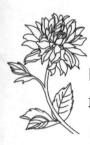

国针灸学术史大纲》中提到，西方人因为把中医针灸理论中的一些常识联系在一起而获得了诺贝尔奖。中医理论中的一些常识性的问题，却可以在现代科学这里改头换面一下而获得诺贝尔奖。如果现代科学全都理解了中医理论的实质，那我看以后的诺贝尔奖完全可以由中医理论全都包揽下来。引用这些例子只是为了说明一个问题，那就是虽然中医理论还没有直接获得过诺贝尔奖，但这并不能说明中医理论不科学，相反，我倒认为是诺贝尔奖现在还没有资格来评价中医理论。所以我们也大可不必为此而妄自菲薄。

以上给了我们无限的启示，很多诺贝尔奖等着你在中医理论中挖掘！就是转换成现代医学和科学，同样是它，怎样把中医理论实质用现代科学展现和理解，就是现在我们要做的事。希望更多志同道合之人参与，不是用西医同化中医而是把中医现代化。中医和西医的出发路线虽然不在一个点，但最终目的地是一样的，中西医真正的结合不是梦！

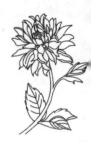

附录 2 堪称人类第三种医学的整脊医学
——郭氏徒手整脊医学

一、徒手整形之整脊

1.徒手整形的概念

徒手整形是一种极其温和的矫正手法，是一种纯自然疗法，注重身体的整体性，使得肌肉和骨骼回归应有的生理位置，同时使我们的五官、颈椎、胸椎、腰椎、骨盆、腿形等身体轮廓能够拥有协调、优雅的自然之美，使得健康与美丽巧妙的自然结合。

整骨、整脊在欧美也称颅骶整骨术和脏腑整骨术，当初都是应用在帮病患调整变形的骨架，恢复成正常的骨骼架构。近代整骨术起源于 18 世纪的美国。

2. 徒手整骨特点及适应病症

近来有很多想进行徒手整骨整容的客户来咨询关于徒手整骨的注意事项，经过数百例的案例，笔者整理了一些爱美者应当注意和需要明了的一些内容。

（1）徒手整骨是一种无创的微整形方法，在美、日、韩已经流行了多年了。此法具有不开刀、不打针、不吃药的好处。利用生物力学、中医正骨学等进行人体结构矫正。

（2）它对于人体骨骼结构因为慢性劳损或因年龄而造成力学改变而出现左右脸不对称、大小脸、脸部皮肤松弛、眉骨凸出、圆脸（大饼脸）、

歪嘴、下巴不够兜翘、脸颊凹陷、高颧骨、颧骨外露、颧骨内陷、额头凸出、腮骨凸出、塌鼻子、朝天鼻、鼻梁歪斜、大小眼和大小眼袋、高低眉、驼背、矫正骨盆的错位、不正、移位，宽肩、塌肩、鸡胸等均有很好矫正效果。

（3）徒手整形优势

"徒手整骨整形"术不介入，不手术，当场见效，立竿见影，而且随着身体自愈力的恢复，后期的效果会更加的明显！

由于本法既能使面部畸形者改容换貌，又能使容颜姣好者锦上添花，还能使面貌苍老者拖住青春的尾巴，表现出为容貌增辉添彩的巨大美学动力，因此有着不可低估的医学美容应用价值和相当广阔的市场前景。

（4）徒手整骨整形技术范围

具体如下：面部诊断、身体力学平衡诊断病症。

整骨瘦脸，大小脸、大饼脸、高颧骨、歪鼻子、塌鼻子、宽肩变窄、丰胸收腹、高低肩、含胸、驼背、骨盆不正、提臀、塑臀、收胯，及脊椎相关疾病的矫正治疗。

3. 徒手整骨适应对象

（1）徒手整骨对于女性矫正效果要比男性好，年龄越小，效果越好。如果因为外力因素而造成结构性问题，那么越早矫正，效果越好。

（2）对于不是结构性损害造成严重骨折的爱美者都可以运用的。

二、脊柱在人体生命中的重要地位

脊柱是人体的"中轴"和"大梁"，它内连五脏六腑，外接四肢百骸。脊髓及其相应的神经更是连接大脑的信息枢纽和指挥全身的"第二生命中枢"。因此脊柱及其周围软组织健康与否对人的生命与健康关系极大。

在自然界中，无不充满着各种各样的神秘和不可思议，比如脊椎，它

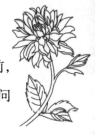

在人体中的作用绝不逊色于任何一个内脏，在其他部位尚未出现异常以前，就已经在背脊上表现出来了，很多身体其他的病症，多数是因为脊椎的问题造成的。

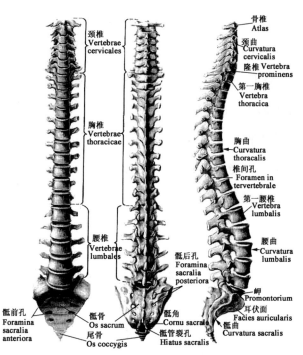

一个人的脊椎是否健康关系着他的生活质量。

年轻体壮，挺胸昂头，脊椎竖立，不仅是健康的标志，同样也是心理上自我感觉良好的反映，也是我们日常仪表中强调挺胸昂头的道理。

人类直立行走后，脊柱承受了较多的压力和地心引力，变成了最容易出问题的部位，据医学调查，70％的疾病都由脊柱起源。

美国30岁以上的人口脊椎退化的比例占1/3以上，人的寿命受脊椎问题影响缩短1/3，是年龄难以超越80岁活到天年的主要原因。

据调查统计，我国50岁以上的人群中97％有脊椎疾病；80％出现头痛、背痛、腰痛和手脚麻木的成年人，实际是源于脊椎异常。

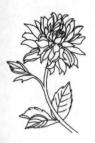

1. 脊椎的作用

支撑作用：上接头骨下接盆骨，动物四肢行走，人是直立行走，靠脊椎支撑，对脊椎损耗很大。脊椎是人体的天柱，好比房屋的梁柱。

造血作用：脊椎是人体的造血中心。胚胎2个月时，由肝脾造血；胚胎4个月时，由脊椎造血，肝脾补充；至婴儿出生，几乎完全依赖骨髓造血。人体五脏六腑所需营养都是通过血液传递运输。（供血中心是心脏）

神经反射中枢作用：人体五脏六腑及四肢的所有末梢神经最终都汇集脊椎，神经反射信号经由脊髓在传递到大脑皮层，因此脊椎是身体神经反射的通路。（31对神经节挂在脊椎两侧）

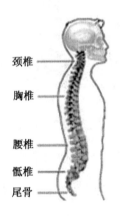

颈椎
胸椎
腰椎
骶椎
尾骨

2. 脊椎的构成

脊椎是人体的中轴，是生命的支柱，有负重、减震、保护和运动等功能。它由若干个椎骨借助椎间盘、关节和韧带紧密连接而成，分为颈椎、胸椎、腰椎、尾椎四段。颈椎7节椎骨、胸椎12节椎，腰椎5节椎骨、尾椎7节椎骨，有4个弯曲，即颈曲（后天），胸曲（先天），腰曲（先天），盆曲（后天）。

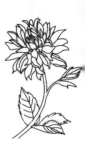

3. 颈椎病的 10 种危险信号

（1）久治不愈的头晕、头痛或偏头痛；

（2）非耳部原因的持续耳鸣或听力下降；

（3）不明原因的心律不齐、类似心绞痛的症状；

（4）久治不愈的低血压或"莫名其妙"的高血压；

（5）久治不愈又"找不到原因"的内脏内功能紊乱，如呼吸系统、消化系统、内分泌系统功能紊乱等；

（6）不明原因的失眠多梦，记忆力下降；

（7）总是将头歪向一侧或反复"落枕"；

（8）反复发作的颈腰背痛；

（9）长期打呼噜；

（10）头重发麻，手指发麻，上肢无力等。

4. 颈椎病的八大鲜为人知的后果

（1）中风：经不完全统计，中风病人有 90% 以上都有颈椎病，可很多人不注意，到中风后还不知道，特别有很多医生也不了解。

（2）顽固失眠，神经衰弱：经临床观察有这种病的人 70% 以上有颈椎病发生。可很多病人和医生只是一味地治失眠。

（3）反复发作的头晕：主要是椎动脉压迫所引起，如果在高处作业、河边行走、开车途中、机器操作时突然晕倒，就会带来很严重的后果。

（4）严重的记忆力下降。

（5）颈部僵硬不能转动。

（6）植物神经功能紊乱。

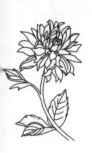

（7）上肢疼痛无力。

（8）高位截瘫。

5. 身体评估

（1）观测后背，看看是否肩膀不等高，后背不对称，后背有隆起。

（2）是否领口不平，一侧肩部比另一侧高。

（3）观测坐姿，看在坐立时腰部一侧是否有皱褶，而另一侧没有。

（4）用手一个一个地触摸背部脊柱的棘突，其连线不在一条直线。

（5）让对方露出腰背部立正站好，从后面观察双侧肩部、肩胛骨、腰凹、骨盆，是否肉眼能看到不对称或脊柱有侧弯。

（6）立正，双臂向前伸直，手心并拢同时向前低头、弯腰，双手对准两脚中间位置，从后面观察双侧腰背部是否不对称或有一侧隆起。

（7）女人的双乳是否不均匀。

6. 生活中其他症状评测

（1）多汗，平时情绪不稳定，喜欢发脾气。

（2）出现眼睛疲劳，视力下降。

（3）出现颈部肌肉僵硬，经常落枕，经常头痛。

（4）走路时感觉像"踩棉花"一样。

（5）手持物品时握不稳，会突然落下。

（6）没有外伤的情况下，腰、背、腿痛。

7. 脊柱活动度测评指标

（1）颈椎可前屈45度，后伸45度，左右侧屈各45度，旋转60度。在头颈活动时，可否听到异常声响，提示该处颈椎存在失稳或有软组织损伤。

（2）胸椎活动范围：因胸椎的小关节面排列为直立的冠状面，故其屈伸及旋转受限，胸椎受损常表现为后伸受限，产生疼痛的部位即是病损所在。

（3）腰椎（臀部固定）可前屈 45 度，后屈 35 度，左右侧屈各 30 度，旋转 45 度。

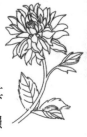

8. 脊椎亚健康的 15 种表现

虽然脊椎矫正医生需要凭借多年的训练和老练的分析技术经验发现脊椎半脱位，但你仍可通过以下一些简单的检查对照，判断你的脊椎是否健康。

（1）如果你的脚后跟常被磨得高低不平。通常是由于双腿长度的不平等或沿着脊柱长轴压力的不均衡造成的。

（2）你不能完成十分舒适的深长呼吸。呼吸、健康、脊椎的健康和活力相互紧密联系。

（3）你的下颌运动时会发出"咔嗒"的声音。多是由于颈部或者髋关节半脱位引起的。

（4）你的颈部、背部或更多关节会发出爆裂的声音。通常是由于你的脊椎关节被锁住或卡住。

（5）你的头或髋部不能向两侧轻松地扭动或者旋转相同的角度。运动的范围正逐渐缩小。

（6）你经常感到疲劳。不平衡的脊柱耗尽你的能量。

（7）你的精神不能很好地集中。因为脊椎半脱位会影响大脑健康。

（8）你对疾病的抵抗力较弱。脊椎半脱位可以影响你的神经内分泌系统。而神经内分泌系统在抵抗疾病和防止传染方面扮演着重要的角色。

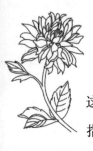

（9）你的脚在行走的时候脚尖向外展开。只要你不有意改变的话，这种检测实验很容易完成。在你走路的时候，注意看你的脚。它们两者都指向前方吗？或者有一侧脚已向内或向外展开？或者双侧？脚外展也许是下部脊椎或髋骨的问题，或头颈部、颅骨基底部的压力不均衡的信号。

（10）出现一条腿比另一条腿短。不脱鞋，躺下，让一个人在你后边站着，把你的脚后跟沿着身体的方向轻轻拉直，观察你的脚。比脚后跟的位置，一侧腿（通常是右侧）会出现比另一侧短 1/8~1 英寸。（测量短的腿，记录它的长短，给你的脊椎矫正医生看）

（11）你有不良姿态。两脚分开，与肩同宽战立，体重应该相等地分配在两个脚掌。如果不是，这就是你的脊椎或头、臀部不在身体中心线上的最好证明。

（12）你有头痛或颈、腰、背部的疼痛及肌肉或关节的软组织疼痛。通常是具有脊椎半脱位的信号。

（13）你有一种持续的紧张皱缩感和压力感，尤其是在肌肉和关节中有发紧的感觉。通常是肌肉受脊椎半脱位的影响。

（14）你感到背和颈部僵硬不适。僵硬不适也许是脊椎半脱位的信号。

（15）你只是感到轻微的不舒服，但你的健康状况并不好。脊椎半脱位能影响你的全面健康。

9. 脊椎引起的相关疾病

颈椎 1：眩晕、偏头痛、失眠、嗜睡、头昏沉、颈性高血压、脑供血不足。

颈椎 2：眩晕、头痛、失眠、嗜睡、眼干涩、耳鸣、心动过速。

颈椎 3：眩晕、头昏沉、偏头痛、颈肩综合征。

颈椎 4：头昏、恶心、呃逆、双手麻木、肩周炎、落枕。

颈椎 5：胸痛、心跳过缓、恶心、呃逆、颈、肩、手掌胀痛。

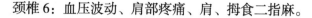

颈椎 6：血压波动、肩部疼痛、肩、拇食二指麻。

颈椎 7：气短胸闷、第四、第五指麻痛、颈根、肩胛痛。

胸椎 1：气短、气急、肘手痛、凉、早搏。

胸椎 2：气短胸痛。

胸椎 3：肺部、支气管症状、易患感冒。

胸椎 4：胸背痛、胸闷、长叹气。

胸椎 5：口苦、低血压、胃痉挛。

胸椎 6：胃痛、消化不良、胃痉挛。

胸椎 7：胃溃疡症状、消化不良。

胸椎 8：免疫功能低下。

胸椎 9：肾功能障碍、小便白浊、尿不畅。

胸椎 10：肾功能障碍、性功能障碍。

胸椎 11：肾功能障碍、尿道病。

胸椎 12：下腹疼凉、疲劳综合征。

腰椎 1：结肠功能失调、便秘、腹泻、腰痛、下腹痛。

腰椎 2：下腹痛、腰酸痛、性机能减退。

腰椎 3：膀胱、尿少、腰、膝内侧痛无力。

腰椎 4：腰痛、坐骨神经痛、排尿困难、尿频或尿少、腿痛放射至腿肚外侧。

腰椎 5：腿血液循环不良、下肢无力怕寒冷、腰腿痛麻至腿肚后或外侧、月经不调。

骶椎：腰骶关节病变、足根痛麻凉感、膀胱病。

尾椎：尾骨痛。

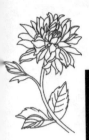

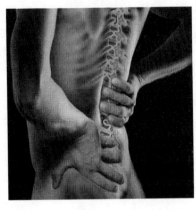
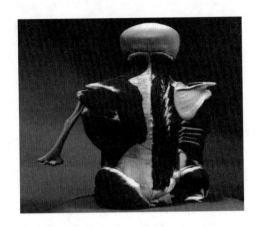

三、整脊四步调衡原理

（1）调整肌肉要平衡，恢复肌肉力学平衡。

（2）调整筋脉要平衡，恢复韧带力学平衡。

（3）调整脊柱要平衡，恢复脊柱内外平衡。

（4）调整病灶点要平衡，恢复脏腑功能平衡。

四、整脊技术的理论依据

（1）以现代脊柱局部解剖学知识为基础。

（2）神经理论强调神经反射理论及神经兴奋在脊神经上的传导特点，以及神经与肌肉联系等；

（3）肌肉理论强调肌纤维排列方向与功能关系，肌肉主动肌和拮抗肌的关系，以及在整脊过程中，对肌肉敏感点和激发点的治疗作为重点；

（4）平衡理论。我们认为在脊柱平衡与稳定中，主要取决于内源性稳定(椎间盘、小关节及周围韧带)、外源性稳定(脊柱周围肌肉)、肋骨框架、上肢带骨、骨盆五个方面的因素。

1. 整脊技术治疗原则

采用点—线—面三部结合法，按照整体—局部—整体辨证法的顺序进行整脊，同时在整脊过程中，我们强调手法四部定位———一触二感三辨四定：

一触：触摸脊柱两侧查找阳性点；

二感：手感体会阳性反点及脊柱周围的异常变化；

三辨：病在表在里，在脏在腑属虚症实症等；

四定：定部位、定手法、定线路、定时间。

2. 整脊适应症

A. 软伤病：颈椎病、胸椎病、腰背部肌肉筋膜炎、腰椎病、颈肩综合征、梨状肌综合征、斜角肌综合征及急慢性软组织损伤。

B. 脊源性疾病

颈源性：包括眩晕、血压异常、头痛、视力异常、失眠、呃逆、耳鸣耳聋，颈脑综合征、颈心综合征。

胸源性：包括心律失常、咽炎、肺功能降低、胃肠功能紊乱、腹胀、便秘及腹泻，肝脏代谢功能减退。

腰源性：包括排尿异常、性功能障碍或减退、月经不调、痛经。

3. 整脊禁忌症

（1）有精神疾病，不能配合治疗者或极度疲劳、酒醉、神志不清者。

（2）有传染性疾病。如肝炎、肺结核等。

（3）有严重高血压、心、脑、肾等各器官严重衰竭者。

（4）有出血倾向或患血液病者。

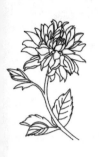

（5）有骨结核、骨髓炎、骨肿瘤以及严重骨质疏松者。

（6）妊娠三个月以上的孕妇。

（7）局部皮肤外伤出血或皮肤病的患者。如湿疹、牛皮癣等。

（8）脊椎先天发育不全、畸形者。

（9）久病、年老体弱者。

（10）严重脊髓型颈椎病者。

4. 整脊疗法注重整体观

整脊疗法注重病人全身的所有变化，通过调整脊柱各个关节之间的位置，同时观察骨盆是否有旋转等问题，调整骨盆的位置达到平衡，从而调动整个机体的自我恢复能力。近十几年，美国整脊疗法发展很快，也像中医一样更加注重人体的整体观念，注重人体的营养均衡、情绪稳定等，强调使整个机体达到理想的状态，逐步改善人体的神经系统和免疫系统，提高人体抗病能力，维持体内生理平衡，从而得到整体的康复。中医按摩疗法与西方的整脊疗法有很多的相似地方，同时也有很多的不同之处。二者都很重视**整体观**念，强调要重视人体的整体状况，要求医者着眼整体，辨证施治。

五、脊椎健康，身体才健康

人老腿先老，几乎所有人都知道：生命在于运动。我认为这只说了一部分，我认为生命还在于脊椎。

整骨、整脊欧美也称颅骶整骨术和脏腑整骨术，起源于 19 世纪的美国，是以脊椎为治疗对象，通过改善脊椎的平衡状态，达到治疗疾病的目的，整骨（脊）术认为：人体是一个完美的整体，众多疾病始发于脊椎的失稳、错位等破坏人体平衡的脊椎疾病。整骨、整脊术治疗脊椎疾病效果极佳，它的理论基础是现代解剖学，是近代西方继现代西医学和牙科医学之后兴起的第三种独立医学。在美国已设12所专门大专学科，已培养了几万名整骨（脊）师；我国以中医按摩师居多，整骨师、整脊师也不多见。

中医正骨是按摩术的一部分，主要是接骨、推拿，也进行脊椎病、腰腿痛的治疗，已有几千年的历史。中医按摩的理论基础主要是经络学，疗效虽不错，但疗病过程慢，尤其对内科疾病，因疗效不明显，所以患者大都选择西医。

许多按摩师未经过十分严格的学习培训，只经过短期培训或只拜师几日，便给人看病；而在美国，整骨整脊师要经过4年本科学习，严格地训练，医疗事故也就极少，有人查询了美国多年的有关资料，未发现一例事故报道，而国内按摩医疗事故的报道经常见于报端，医疗事故发生率多一些。

在笔者数年的临床工作中，发现多数人将整骨整脊术与中医按摩混为一谈，当然，它与按摩确有许多相同之处，如某些类似的手法，矫正术，还有两者都区别于西医学的整体理论辨证；而两者的关键区别在于理论基础、理论根据的不同。整骨整脊术的特点：一是安全，据报道，有人查询各类国外文献，未有事故的报道；二是疗效明显，一般治疗一二十分钟，疼痛等症状就基本消除，五六次后，疾病基本治愈，有时一次就能豁然治愈，给你一个惊喜；三是治根，若不再次受伤，将永不复发，效果十分奇特。

因为人体最大的自愈力来自于健康的脊椎，通过脊椎能够治疗内外科疾病百余种，并且大部分能治愈或有显著效果，与中医方法结合，效果更好。如：治疗颈椎，改善脑供血，提高学习能力和记忆力；顽固性头痛，头晕；骨质增生、肩周炎、糖尿病，心脏病等。一次到几次治疗，便可达到预期疗效，时间短，痛苦少。

为了让更多的患者了解、认可整骨整脊术，笔者更愿意治疗那些找了许多医生，用了许多方法，治了很长时间，花了许多金钱，没有多大效果

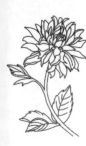

的患者。这样的患者，他们有比较，会体会到整骨（脊）术的神奇，让其在中国得到普及发展，造福于广大患者。尤其是那些准备手术的患者，不妨最后再试一次我们的整骨术，不要放过最后一次保守治疗的机会，也不要放过人最后一次激活造物主赋予我们身体的强大自愈力！

整骨整形与手术整形费用和时间相当。徒手整骨整形的整体效果是不错的，稳定性好，远期没有副作用。整形过程无痛苦，整骨整形恢复时间与手术整形时间大致相当。

徒手整骨整形术的整骨原理是：在人体的头部每一块骨头相连接的部分都有一定空间的骨缝，这些骨缝之间有经筋等组织。通过手法来调整经筋，松解骨与骨之间的缝隙进行一些调整，就像玩魔方一样，腾出一点地儿，挪近一点地儿，慢慢地到所需恢复的地方。在这一过程不能动用蛮力与暴力，要运用刚柔相济，以柔和的巧劲和精确到点分毫不差的顿力，将所需调整骨骼移到位。

徒手整骨整形术相对其他整形方法而言，整形过程安全，无痛苦，无后遗症，疗效较好，受到广大爱美者的欢迎。但是任何一种技术都不可能是十全十美，徒手整骨整形术也一样，如果整骨师技术不过关，采用暴力整骨或机械整骨，也会给身体带来损伤，有些整骨师采用的是蛮力，并在一些不适合用力的部位使力持久反复操作，想使骨头矫正到满意的地方，往往会造成脸部较为严重的瘀斑或者长时间的胀痛等一系列整骨的副作用。所以想要整骨的客户在整骨之前，先要了解清楚整骨师是采用刚性暴力整骨还是柔性无痛整骨的方式。

还有一部分客户对整形术往往不甚了解，对整形也没有做好相关心理准备，冲动性地要求整形，通过徒手整骨之后自我感觉不适应，要求整复原来的样子，这样的话，也会带来一些副作用，如整骨部位有较长时间的酸胀，情绪方面会产生抑郁等情况。还有一些客户通过整骨达到了一些部

位较为理想的状态，又想调整另外一些部位，往往最后发展成为整骨整形上瘾症。

徒手整骨整形是一种循序渐进调整全身骨骼关节的相关位置，将偏离于美学感官的骨骼进行相应调整，从而达到全身与局部协调一致的矫正技术，它是需要一定的时间与耐心才能得到满意效果的一种安全无创整容方法。在这矫正过程中需要将所有调整的骨骼与其相邻骨骼一起移动。跟我们平常玩魔方的道理差不多，通过相邻部位的骨缝调整出空间，给需要调整部位的骨骼进行前后、左右、上下的移位，达到整骨矫形的目的。

六、整脊医疗技术获得公认肯定

开头数十年，该技术也曾受到西医公会的歧视、排斥和抵制；经过整脊专科医师半个世纪的努力和奋斗，更重要的还是归功于他们的治疗效果被民众所肯定，终于在 1980 年 7 月 22 日全美西医学会在芝加哥举行的盛大年会中，被公开承认其医疗价值和合法地位。至今，全美有 18 所学校，8 万多合法的整脊医师，在 50 个州都设有甚具规模的整脊医院，为全美医疗界开创了新象。不久前，据新闻报道，整脊医师的年收入，已列为美国前十大收入排行榜。整脊疗法在美国的发展，不但使美国人受益，还将这一套理论、疗法和经验传播世界各先进国家。至今已有英、加、德、法、荷、瑞士、瑞典、俄国，以及东方的日本、新加坡等 24 个国家公认为有效的医疗技术，其学术地位也已获得肯定。

矫正脊椎，疾病不药而愈。

矫正脊椎即整脊疗法，是由富有经验的专科整脊医师检查出的脊椎脱出的部位，以轻巧的手法把它推回原位，使脊椎神经所受的压力能立刻解除，使患者可以即刻重过其快乐的生活。头痛、脖子僵硬、肩胛酸痛、腰背酸痛、臂腿胀痛、手足麻木、关节痛、神经炎，是脊椎异常的八大信号；

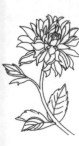

此时，唯有找脊椎神经专科医师尽速矫正脊椎，使神经功能恢复正常，身体组织和内脏恢复健康，问题就解决了。矫正脊椎，也可以治好心脏病和调整血压的高低。对糖尿病，亦可以整脊疗法以刺激胰脏，恢复胰岛素的分泌；只要刺激胸椎第 7、11、12 节，就会产生积极的疗效。

整脊医学继续深挖中。

调节脊椎，还可以避免人体各种常见的酸、痛、麻、痹，健全内脏。究竟有多少种疾病，可经由矫正脊椎——也就是经由整脊法而获得痊愈？

矫正脊骨的学说经一个半世纪的酝酿、研究、开发，其著作已达汗牛充栋，其经验已超出人类的数字（数十亿），别以为我们是真正的疯疯癫癫，自嘲才是真正的幽默。我们用的方法是顺势的、自然的、合乎生理结构的均整疗法，那些说对我们的方法有争议的人，不是无知，就是需要学习。

脊柱是人体中枢，生命的精华，控制着全身的生命活动，也是生命信息之源。

整脊是对脊柱内外的阴阳平衡进行调整的医术，大量疾病不外乎是大脑和脑干之间"精神冲动"的正常传导障碍，而这种传导障碍一般都是由于脊柱相邻骨之间的微小移位，或脊柱间关节错位，脊柱变形，椎间盘突出，韧带钙化或骨质增生，直接或间接地对脊神经根、椎动、静脉、脊髓或交感神经等产生刺激和压迫，导致功能障碍，出现疼痛或不适症状，还可通过交感神经系统、循环系统以及经络系统影响到有关组织器官，导致植物神经功能紊乱，使其支配的内脏器官功能出现故障，产生各种症候群。

目前，已发现有几十种疾病与脊柱力学平衡有关，这些病涉及人体神经、呼吸、消化、泌尿、内分泌等各个系统。随着研究的深入和积累，整脊医学在国内外迅速崛起，这是一门从脊柱力学角度研究脊柱与疾病关系的学科，它是与内科、外科、神经科、妇科、小儿科、眼科、皮肤科、耳鼻喉科、内分泌科都有关系的边缘学科。

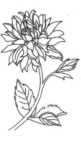

整脊医学：第三医学领域。

整脊医学认为椎体和椎间盘的错位，能压迫或刺激脊椎神经或神经根，从而阻碍了此神经能量由脑部送到身体各部的流向，所以才导致了细胞、软组织和器官的病变或反射痛。整脊是运用各种不同的手法对脊椎的骨、关节、椎间盘以及脊椎周围相关的软组织和损伤或退行性改变进行调整，以恢复脊柱与内在的生物力学平衡关系，解除脊柱周围软组织急慢性损伤的病理改变，达到镇痛和治疗的效果。是最彻底、最有效、最温和的治病、镇痛的一门医学。整脊疗法，又称"脊柱（定点）旋转复位法"，是以分筋弹拨、按压疏理等整复手法作用于脊椎背膂，以促进督脉气血和畅，使病椎恢复正常，从而治疗脊椎伤损等疾病的一种方法。

典型病例：

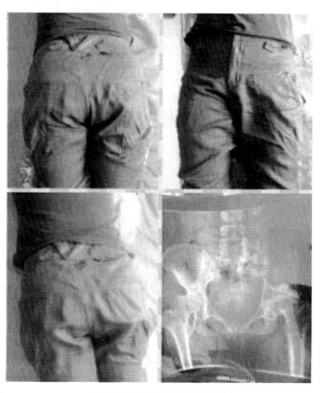

大小胯不对称典型病例

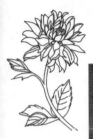

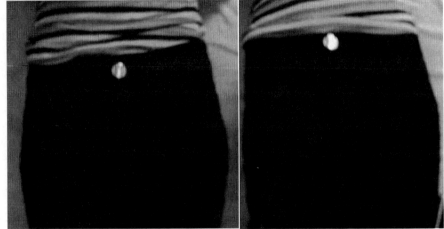

股骨头坏死性关节炎前后对比

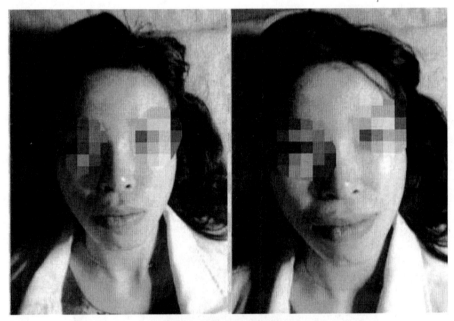

下颌骨偏歪和右侧颧骨外凸

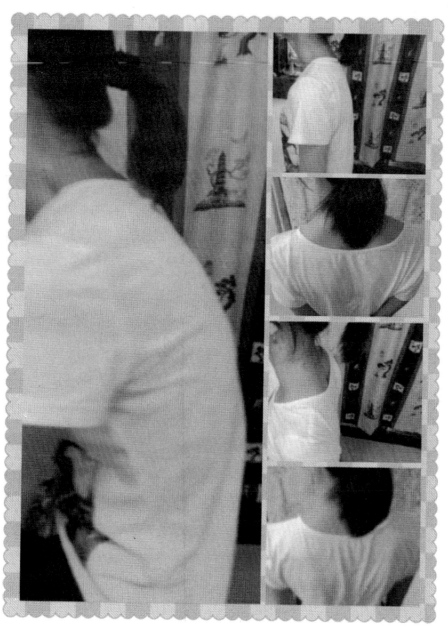

驼背矫正对比演示

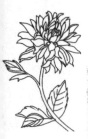

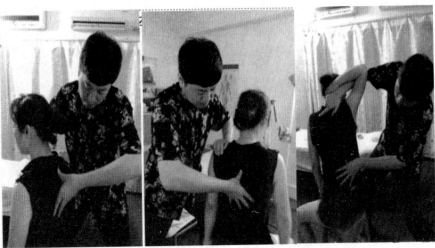

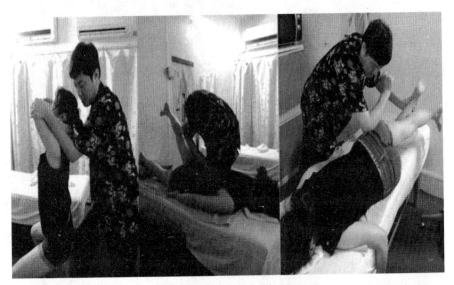

大整脊真实病例演示